# Das Ampullarium

Medikamente für den Notfallsanitäter

# Das Ampullarium
Medikamente für den Notfallsanitäter

von Stefan Braunecker und Matthias Danz

Verlagsgesellschaft Stumpf + Kossendey mbH, Edewecht 2017

*Anmerkungen des Verlags*

Die Autoren und der Verlag haben höchste Sorgfalt hinsichtlich der Angaben von Therapie-Richtlinien, Medikamentenanwendungen und -dosierungen aufgewendet. Für versehentliche falsche Angaben übernehmen sie keine Haftung. Da die gesetzlichen Bestimmungen und wissenschaftlich begründeten Empfehlungen einer ständigen Veränderung unterworfen sind, ist der Benutzer aufgefordert, die aktuell gültigen Richtlinien anhand der Literatur und der medizinischen Fachinformationen zu überprüfen und sich entsprechend zu verhalten.

Die Angaben von Handelsnamen, Warenbezeichnungen etc. ohne die besondere Kennzeichnung ®/™/© bedeuten keinesfalls, dass diese im Sinne des Gesetzgebers als frei anzusehen wären und entsprechend benutzt werden könnten.

Der Text und/oder das Literaturverzeichnis enthalten Links zu externen Webseiten Dritter, auf deren Inhalt der Verlag keinen Einfluss hat. Deshalb kann er für diese fremden Inhalte auch keine Gewähr übernehmen. Für die Inhalte der verlinkten Seiten ist stets der jeweilige Anbieter oder Betreiber der Seite verantwortlich.

Aus Gründen der Lesbarkeit ist in diesem Buch meist die männliche Sprachform gewählt worden. Alle personenbezogenen Aussagen gelten jedoch stets für Frauen und Männer gleichermaßen.

*Bibliografische Information der Deutschen Nationalbibliothek*
Die Deutsche Nationalbibliothek verzeichnet diese Publikation in der Deutschen Nationalbibliografie; detaillierte bibliografische Angaben sind im Internet über http://dnb.dnb.de abrufbar.

Alle Rechte, insbesondere die der Übersetzung, des Nachdrucks, der Entnahme von Abbildungen oder Textteilen, vorbehalten. Einspeicherung in elektronische Systeme, Funksendung, Vervielfältigung in jeder Form bedürfen der schriftlichen Zustimmung der Autoren und des Verlags. Auch Wiedergabe in Auszügen nur mit ausdrücklicher Genehmigung.

© Copyright by Verlagsgesellschaft Stumpf + Kossendey mbH, Edewecht 2017
Satz: Bürger Verlag GmbH & Co. KG, Edewecht
Umschlagbild: Bianca Hagebeuker, Olpe
Druck: M.P. Media-Print Informationstechnologie GmbH, 33100 Paderborn

ISBN 978–3–943174–57–1

# Inhalt

| | | |
|---|---|---|
| **Abkürzungen** | | 7 |
| **Einleitung** | | 12 |

## 1 Rechtliche Regelungen 13

| 1.1 | Heilkunde | 15 |
| 1.2 | Körperverletzung und Einwilligung | 16 |
| 1.3 | Garantenstellung | 18 |
| 1.4 | Rechtfertigender Notstand | 19 |
| 1.5 | Überprüfung des Kompetenzniveaus | 20 |
| 1.6 | Stellenwert des „Pyramidenprozesses" | 21 |
| 1.7 | Haftung | 22 |
| 1.8 | Delegation | 25 |
| 1.9 | Betäubungsmittelgesetz | 26 |
| 1.10 | Fazit | 28 |
| 1.11 | Häufig gestellte Fragen | 28 |

## 2 Allgemeine Pharmakologie 31

| 2.1 | Pharmakokinetik | 33 |
| 2.1.1 | Applikation/Resorption | 33 |
| 2.1.2 | Verteilung | 35 |
| 2.1.3 | Elimination | 35 |
| 2.2 | Pharmakodynamik | 37 |
| 2.2.1 | Wirkung | 37 |
| 2.2.2 | Therapeutische Breite | 37 |
| 2.2.3 | Agonisten und Antagonisten | 38 |

# 3 Spezielle Pharmakologie — 39

| | | |
|---|---|---|
| **3.1** | **Herz-Kreislauf** | 40 |
| 3.1.1 | Reanimation | 40 |
| 3.1.2 | Akutes Koronarsyndrom | 42 |
| 3.1.3 | Herzinsuffizienz/Lungenödem | 44 |
| 3.1.4 | Bradykarde Herzrhythmusstörungen | 47 |
| 3.1.5 | Tachykarde Herzrhythmusstörungen | 47 |
| 3.1.6 | Hypertensive Entgleisung | 49 |
| 3.1.7 | Hypotonie | 51 |
| 3.1.8 | Allergische Reaktion/Anaphylaxie | 52 |
| **3.2** | **Atmung** <br> Asthma/COPD | 54 |
| **3.3** | **Stoffwechsel** <br> Hypoglykämie | 57 |
| **3.4** | **Neurologie** <br> Epilepsie | 59 |
| **3.5** | **Infektiologie** <br> Sepsis | 61 |
| **3.6** | **Intoxikation** | 61 |
| **3.7** | **Schmerz und Analgosedierung** | 64 |
| 3.7.1 | Analgesie | 64 |
| 3.7.2 | Analgosedierung | 67 |

# 4 Fallübungen — 69

# 5 Medikamente (Steckbriefe) — 101

## Anhang — 137

| | |
|---|---|
| Abbildungsnachweis | 138 |
| Autoren | 139 |
| Index | 140 |

# Abkürzungen

| | |
|---|---|
| AA | absolute Arrhythmie |
| Abb. | Abbildung |
| ABCDE | Airway (Atemweg) – Breathing (Belüftung und Atmung) – Circulation (Kreislauf) – Disability Bewusstsein und Neurologie) – Exposure/Examintation (Erweiterte Untersuchung/Umgebung) (Maßnahmen- und Beurteilungsschema) |
| Abs. | Absatz |
| ACh | Acetylcholin |
| ACS | akutes Koronarsyndrom |
| ACVB | Koronararterienbypass |
| ad inf. | ad infinitum (unbegrenzt, unaufhörlich) |
| AF | Atemfrequenz |
| AG | Atemgeräusche |
| ÄLRD | Ärztlicher Leiter Rettungsdienst |
| ALS | Advanced Life Support (erweiterte lebensrettende Maßnahmen) |
| Amp. | Ampulle |
| APLS | Advanced Pediatric Life Support (erweiterte lebensrettende Maßnahmen bei Kindern) |
| ArbG | Arbeitsgericht |
| arr. | arrhythmisch |
| ASB | assistierte Spontanbeatmung |
| ASS | Acetylsalicylsäure |
| Aufl. | Auflage |
| AV | atrioventrikulär (auf Vorhof und Kammern bezogen) |
| AZ | Allgemeinzustand |
| Az. | Aktenzeichen |
| BÄK | Bundesärztekammer |
| bds. | beidseitig |
| BGB | Bürgerliches Gesetzbuch |
| BGH | Bundesgerichtshof |
| BGHSt | Entscheidungen des Bundesgerichtshofes in Strafsachen (von Mitgliedern des BGH herausgegebene Sammlung) |
| BMV-Ä | Bundesmantelvertrag-Ärzte |
| BtM | Betäubungsmittel |
| BtMG | Gesetz über den Verkehr mit Betäubungmitteln (Betäubungsmittelgesetz) |
| BZ | Blutzucker |
| bzw. | beziehungsweise |
| ca. | circa |
| CDU | Christlich Demokratische Union Deutschlands |

▶ Abkürzungen

| | |
|---|---|
| Chir. | Chirurgie |
| COPD | Chronic Obstructive Pulmonary Disease (chronisch-obstruktive Lungenerkrankung) |
| COX | Cyclooxygenasen |
| CPAP | Continuous Positive Airway Pressure (kontinuierlicher positiver Atemwegsdruck) |
| CPP | Cerebral Perfusion Pressure (zerebraler Perfusionsdruck) |
| CPR | kardiopulmonale Reanimation |
| CSU | Christlich-Soziale Union in Bayern e.V. |
| d | Tag |
| DA | Dosieraerosol |
| dez. | dezent |
| DIVI | Deutsche Interdisziplinäre Vereinigung für Intensiv- und Notfallmedizin e.V. |
| EKG | Elektrokardiogramm |
| entspr. | entspricht |
| et al. | et alii (und andere) |
| etc. | et cetera |
| e.V. | eingetragener Verein |
| EVM | erweiterte Versorgungsmaßnahmen |
| ff. | folgend(e) |
| FDP | Freie Demokratische Partei |
| g | Gramm |
| G5 | Glukose 5% |
| GABA | Gamma Amino Butaric Acid (Gammaaminobuttersäure) |
| GCS | Glasgow Coma Scale (Trauma Score) |
| GG | Grundgesetz |
| ggf. | gegebenenfalls |
| GIZ | Giftinformationszentrum |
| GKV | Gesetzliche Krankenversicherung |
| h | Stunde(n) |
| H | Wasserstoff |
| $H_1$, $H_2$ | Histamin$_1$, Histamin$_2$ |
| HAES | Hydroxyethylstärke |
| HeilprG | Gesetz über die berufsmäßige Ausübung der Heilkunde ohne Bestallung (Heilpraktikergesetz) |
| HF | Herzfrequenz |
| HWZ | Halbwertszeit |
| ICM | ischämische Kardiomyopathie |
| ICP | Intracranial Pressure (intrakranieller Druck) |
| IDDM | Insulin-Dependent Diabetes Mellitus (insulinpflichtiger Diabetes Mellitus) |
| I.E. | Internationale Einheit |

▶ Abkürzungen

| | |
|---|---|
| i.m. | intramuskulär |
| i.n. | intranasal |
| i.o. | intraossär |
| i.v. | intravenös |
| K | Kalium |
| Kap. | Kapitel |
| KBV | Kassenärztliche Bundesvereinigung |
| KCl | Kaliumchlorid |
| kg | Kilogramm |
| kg KG | Kilogramm Körpergewicht |
| KHK | koronare Herzkrankheit |
| KTW | Krankentransportwagen, Krankenwagen |
| l | Liter |
| LAG | Landesarbeitsgericht |
| LM | Lindenmaier-Möhring (juristische Fachzeitschrift; Nachschlagewerk über Entscheidungen des Bundesgerichtshofes) |
| LSD | Lysergsäuredimethylamid |
| μ | Mikro- |
| MAD | mittlerer arterieller Druck, auch: Mucosal Atomization Device |
| MAP | Mean Arterial Pressure (mittlerer arterieller Blutdruck), s.a. MAD |
| max. | maximal |
| MCP | Metoclopramid |
| mg | Milligramm |
| mg/dl | Milligramm pro Deziliter (Blutzuckerkonzentration) |
| min | Minute(n) |
| ml | Milliliter |
| mmHg | Millimeter Quecksilbersäule (Blutdruckwert) |
| mmol/l | Millimol pro Liter (Blutzuckerkonzentration) |
| NA | Notarzt |
| NaCl | Natriumchlorid (Kochsalz) |
| NAPQI | N-Acetyl-p-benzochinonimin |
| NJW | Neue Juristische Wochenschrift (Fachzeitschrift) |
| NMDA | N-Methyl-D-Aspartat |
| NO | Stickstoffmonoxid |
| NotSanG | Gesetz über den Beruf der Notfallsanitäterin und des Notfallsanitäters (Notfallsanitätergesetz) |
| NRS | Numerische Rating-Skala |
| NSAR | nicht-steroidale Antirheumatika |
| NSTEMI | Non-ST-elevation myocardial infarction (Nicht-ST-Hebungsinfarkt) |
| NYHA | Schema zur Klassifikation der Herzinsuffizienz der New York Heart Association |
| o. | oder |
| OP | Operation |

## ▶ Abkürzungen

| | |
|---|---|
| o.V. | ohne Verfasser |
| Pat. | Patient/Patientin |
| pAVK | periphere arterielle Verschlusskrankheit |
| PDE | Phosphodiesterase |
| PEA | pulslose elektrische Aktivität |
| PEEP | Positive Endexpiratory Pressure (positiver endexspiratorischer Druck) |
| p.o. | per os (durch den Mund) |
| POND | Positiver Druck/Position – Oxygen/Sauerstoff – Nitrate – Diuretika (Therapie bei dekompensierter Herzinsuffizienz) |
| Q0 | Wert für die Eliminationsfraktion der Niere |
| RD | Rettungsdienst |
| Rekap. | Rekapillarisierungszeit |
| RettAssG | Gesetz über den Beruf der Rettungsassistentin und des Rettungsassistenten (Rettungsassistentengesetz) |
| RG | Rasselgeräusche |
| rhythm. | rhythmisch |
| ROSC | Return of Spontaneous Circulation (Wiederkehr des Spontankreislaufs) |
| RR | Blutdruck (Riva-Rocci-Messmethode) |
| RTW | Rettungswagen |
| s, sec | Sekunde(n) |
| S. | Seite, auch: Satz |
| SABA | Short Acting $\beta_2$-Agonist |
| $SaO_2$ | arterielle Sauerstoffsättigung |
| s.c. | subkutan (unter die Haut) |
| SGB | Sozialgesetzbuch |
| SHT | Schädel-Hirn-Trauma |
| s.l. | sublingual (unter die Zunge) |
| sog. | sogenannt |
| SPD | Sozialdemokratische Partei Deutschlands |
| $SpO_2$ | partielle Sauerstoffsättigung |
| Std. | Stunde(n) |
| STEMI | ST-elevation myocardial infarction (ST-Hebungsinfarkt) |
| StGB | Strafgesetzbuch |
| Supp. | Suppositorium |
| systol. | systolisch |
| Tab. | Tabelle |
| Temp. | Temperatur |
| TIA | transitorisch-ischämische Attacke |
| USA | United States of America |
| V. | Vene |
| VAG | vesikuläres Atemgeräusch |
| VE | Vollelektrolyt |
| VEL | Vollelektrolytlösung |

▶ Abkürzungen

| | |
|---|---|
| VF | ventrikuläres Flimmern, Kammerflimmern |
| VHF | Vorhofflimmern |
| VT | ventrikuläre Tachykardie, Kammertachykardie |
| VwVFG | Verwaltungsverfahrensgesetz |
| z.B. | zum Beispiel |
| Z.n. | Zustand nach |
| ZNS | Zentrales Nervensystem |

# Einleitung

Das am 22. Mai 2013 mit Zustimmung des Bundesrates erlassene und am 1. Januar 2014 in Kraft getretene Gesetz über den Beruf der Notfallsanitäterin und des Notfallsanitäters (Notfallsanitätergesetz – NotSanG) schreibt die Professionalisierung der nicht-ärztlichen Berufe in der Notfallrettung fort.

Den ersten Wandlungsschritt vom reinen Transportwesen hin zur Hochleistungsmedizin am Notfallort bedeutete das 1989 nach mehr als zehnjähriger Vorbereitung erlassene Gesetz über den Beruf der Rettungsassistentin und des Rettungsassistenten (Rettungsassistentengesetz – RettAssG). In ihm wurde als höchste erreichbare berufliche Qualifikation im Rettungswesen eine zweijährige Ausbildung beschrieben, die sich in ein schulisches und ein praktisches Jahr unterteilte.

Somit wurde schon bei Inkrafttreten des RettAssG ein im Vergleich zu anderen Gesundheitsfachberufen kurzer Ausbildungszeitraum unterhalb der Alten- oder Krankenpflege auf Niveau des Pflegeassistenten gewählt. Das Ausreichen der Hauptschulbildung als Zugangsvoraussetzung unterstrich den Charakter der wenig selbstständigen, transportierenden Tätigkeit.

Mit dem Notfallsanitätergesetz wurde endlich dem umfangreichen Aufgaben- und Verantwortungsspektrum der notfallmedizinischen Assistenzberufe Rechnung getragen. Regelmäßig wird von ihnen eine kompetente medizinische Versorgung von Notfallpatienten auch ohne Anwesenheit einer Ärztin oder eines Arztes gefordert, sei es vor deren Eintreffen an der Einsatzstelle oder vor der Weiterversorgung im Krankenhaus. Auch weiterhin werden sie hierbei laut Gesetz auf eine regelhafte Ausübung der Heilkunde verzichten müssen. Innerhalb anderer rechtlicher Konstrukte aber werden von ihnen die Durchführung definierter invasiver Maßnahmen und die Gabe bestimmter Medikamente gefordert.

Dieses Buch soll angehenden Notfallsanitäterinnen und Notfallsanitätern, sei es in der Ausbildung oder Weiterqualifikation, einen fokussierten Einblick in die rechtlichen und pharmakologischen Grundlagen sowie die Eigenschaften der relevanten Medikamente geben. Spezifische Krankheitsbilder und die möglichen Therapieoptionen sollen ebenso kurz wie handlich zusammengefasst und Handlungsoptionen beim Eintreten von Komplikationen aufgezeigt werden.

Anhand von Fallbeispielen möchten wir am Ende des Buches ein erstes Gefühl für die guten Zutaten eines exzellenten Medikamentencocktails vermitteln.

# 1 Rechtliche Regelungen

# 1 Rechtliche Regelungen

Das am 27. Mai 2013 im Bundesgesetzblatt verkündete und am 1. Januar 2014 in Kraft getretene Gesetz über den Beruf der Notfallsanitäterin und des Notfallsanitäters (Notfallsanitätergesetz – NotSanG) löst das seit 1989 bestehende Gesetz über den Beruf der Rettungsassistentin und des Rettungsassistenten (Rettungsassistentengesetz – RettAssG) ab.

Dieses wurde „der Verantwortung und den Anforderungen an einen modernen Rettungsdienst nicht mehr gerecht" (1).

Die Intention des Gesetzgebers war dabei, einem erweiterten Aufgabenspektrum gerecht zu werden. Explizit wird in den Erörterungen zu den Kosten von „Einsparpotentialen bei Krankenhausbehandlungen und weiteren Einsparungen durch eine Vermeidung unnötiger Notarzteinsätze" gesprochen, implizit also davon ausgegangen, dass Einsätze, die bisher einer ärztlichen Intervention bedurften, in Zukunft zum Teil durch Notfallsanitäterinnen und -sanitäter abgearbeitet werden.

Inhaltlich jedoch ist es ein Berufszulassungsgesetz und regelt dementsprechend nicht Tätigkeiten, sondern Zugangswege zu dem neu geschaffenen Berufsbild.

In einem kurzen Überblick über die rechtlichen Rahmenbedingungen soll deshalb nachfolgend das Berufsbild des Notfallsanitäters eingeordnet und gängigen Missverständnissen durch eine Sammlung häufig gestellter Fragen am Ende des Kapitels vorgebeugt werden.

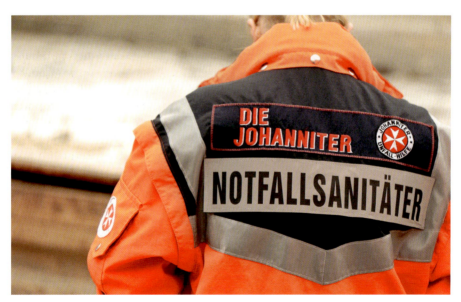

**Abb. 1** ▶ Mit dem Notfallsanitäter ändert sich mehr als nur das Rückenschild.

## 1.1 Heilkunde

Nahezu alles, was an einem Menschen geschieht, der sich selbst oder für den sich ein anderer mit einem Hilfeersuchen an die Leitstelle gewandt hat, ist im Begriff der Heilkunde enthalten. Im „Gesetz über die berufsmäßige Ausübung der Heilkunde ohne Bestallung" (Heilpraktikergesetz – HeilprG) wird dies allgemein definiert:

> **§ 1 HeilprG**
> (1) Wer die Heilkunde, ohne als Arzt bestallt zu sein, ausüben will, bedarf dazu der Erlaubnis.
> (2) Ausübung der Heilkunde im Sinne dieses Gesetzes ist jede berufs- oder gewerbsmäßig vorgenommene Tätigkeit zur Feststellung, Heilung oder Linderung von Krankheiten, Leiden oder Körperschäden bei Menschen, auch wenn sie im Dienste von anderen ausgeübt wird.
> (3) Wer die Heilkunde bisher berufsmäßig ausgeübt hat und weiterhin ausüben will, erhält die Erlaubnis nach Maßgabe der Durchführungsbestimmungen; er führt die Berufsbezeichnung „Heilpraktiker".
>
> **§ 5 HeilprG**
> Wer, ohne zur Ausübung des ärztlichen Berufs berechtigt zu sein und ohne eine Erlaubnis nach § 1 zu besitzen, die Heilkunde ausübt, wird mit Freiheitsstrafe bis zu einem Jahr oder mit Geldstrafe bestraft.

Absatz 2 zeigt auf, dass nach geltendem Recht nicht nur die Therapie, sondern schon die Diagnosestellung, die nicht vom Nachbarn, sondern „berufs- oder gewerbemäßig ... auch im Dienste von anderen" vorgenommen wird, der Ausübung der Heilkunde entspricht. Diese Ausübung bedarf in der Bundesrepublik der Erlaubnis. Entweder der Ausübende ist „als Arzt bestallt", was sich nach der Approbationsordnung und somit nach dem ärztlichen Standesrecht vollzieht, oder er ist Heilpraktiker. Ist er nichts von beidem, so macht er sich strafbar.

Vereinzelt ist die Rechtsauffassung geäußert worden, das Heilpraktikergesetz finde im Rettungsdienst keine Anwendung, da in diesem die handelnden Personen nicht aus eigenen finanziellen Motiven als Ersatz für einen Arzt tätig würden, sondern um diesem den Patienten zuzuführen. Diese Einschätzung scheint jedoch bisher nicht durch eine entsprechende Rechtsprechung untermauert.

Zugleich ist in Arbeits- (2) und höchstrichterlichen Verwaltungsgerichtsurteilen (3) der Vorrang gesetzlicher Regelungen von Heilhilfsberufen gegenüber dem Heilpraktikergesetz beschieden worden. Eine Regelung oder ein Entscheid der widerstreitenden Rechtsauffassungen zur Tätigkeit besteht aber bis heute nicht.

Eine ebenso vertretene Interpretation fußt auf dem juristischen Prinzip *lex specialis derogat lex generali* (das spezielle Recht beschränkt das allgemeine). Hierbei wird argumentiert, dass das noch aus dem Deutschen Reich stammende, allgemeine Heilpraktikergesetz durch die spezifischen Regelungen aus dem § 4 NotSanG zu den „eigenverantwortlichen", auch invasiven Maßnahmen beschränkt wird, das Notfallsanitätergesetz gleichwohl

Vorrang vor dem Heilpraktikergesetz erhält (4). Auch diese Interpretation ist schlüssig, hat aber bisher keine rechtliche Legitimation erfahren.

Dem steht entgegen, dass im Gesetzgebungsverfahren zum Notfallsanitätergesetz durch die SPD-Fraktion ein Änderungsantrag eingebracht worden war, der das Ausüben der *„Heilkunde bis zum Eintreffen der Notärztin oder des Notarztes oder bis zu dem Beginn einer weiteren ärztlichen Versorgung"* vorsah. Dieser wurde mit den Stimmen der Fraktionen der CDU/CSU und FDP gegen die Stimmen der Fraktionen SPD, DIE LINKE. und BÜNDNIS 90/DIE GRÜNEN abgelehnt.

Für den Notfallsanitäter scheint also eine eigenständige Ausübung der Heilkunde durch den Gesetzgeber nicht grundsätzlich klar vorgesehen. Im Gegenteil: Für ihn können heilkundliche Maßnahmen zunächst unter Strafandrohung stehen.

Einen definitiven Entscheid über diese Rechtspositionen können nur zukünftige höchstrichterliche Urteile oder Gesetzesnovellen bringen. Beides ist zurzeit nicht absehbar.

## 1.2 Körperverletzung und Einwilligung

Jeder Heileingriff erfüllt grundsätzlich den Straftatbestand der Körperverletzung gemäß §§ 223 ff. Strafgesetzbuch (StGB). Dort sind die Tatbestände der Körperverletzung, gefährlichen Körperverletzung, Misshandlung von Schutzbefohlenen und schweren Körperverletzung definiert. Ein solcher Eingriff in die körperliche Unversehrtheit ist aber nicht rechtswidrig, wenn der Patient in die Maßnahme eingewilligt hat:

> **§ 228 StGB Einwilligung**
> Wer eine Körperverletzung mit Einwilligung der verletzten Person vornimmt, handelt nur dann rechtswidrig, wenn die Tat trotz der Einwilligung gegen die guten Sitten verstößt.

Eine solche Einwilligung ist zunächst nur bei der Fähigkeit zur Einwilligung möglich. Diese ist im Medizinrecht definiert mit:

> Einwilligungsfähig ist, wer Art, Bedeutung und Tragweite (Risiken) der ärztlichen Maßnahme erfassen kann (5).

Beim Einwilligungsunfähigen, sei es aufgrund fehlenden Bewusstseins in der Reanimation oder von Einschränkungen der Erkenntnisfähigkeit beim Polytraumatisierten oder psychisch Kranken, ist auf den angenommenen Patientenwillen abzuzielen. Voraussetzung dafür ist, sich um eine ernsthafte Erforschung des mutmaßlichen Patientenwillens zu bemühen, also schriftliche (Patientenverfügung) oder mündliche (Angehörige, Bekannte, Kollegen) Quellen heranzuziehen.

> **MERKE**
>
> Das Vorliegen einer Patientenverfügung sagt nicht mehr aus, als dass der Patient sich allgemein schriftlich geäußert hat. Sie kann auch, entgegen der gängigen Meinung des „allgemeinen Behandlungsverzichts", Regelungen zur umfassenden Maximaltherapie beinhalten!

Die Einwilligung kann dabei sowohl durch ausdrückliche Zustimmung als auch stillschweigend durch Nicht-Widersprechen erfolgen. Wieder ist die Einwilligung nur gültig, wenn die Person über „Art, Bedeutung und Tragweite" des Eingriffs aufgeklärt wurde, jenseits der grundsätzlichen Befähigung also auch in einen Kenntnisstand versetzt wurde, der eine „Einwilligung nach erfolgter Aufklärung" möglich macht. Hierzu sind dem Patienten mitzuteilen:
– Art und Umfang des geplanten Eingriffs
– eingriffstypische Risiken *(Was kann bei einer Analgosedierung alles schiefgehen?)*
– Risiken des konkreten Eingriffs *(Welche Besonderheiten gibt es hier speziell? Nüchtern? Technische Ausstattung? Erfahrung des Anwenders?)*
– alternative Behandlungsmethoden *(Geht es auch ohne Analgesie? Reicht eine „Kopfschmerztablette"?).*

Der Umfang der erforderlichen Aufklärung nimmt dabei mit der Dringlichkeit der Maßnahme und der Einwilligungsfähigkeit des Patienten ab. Schönheitschirurgische Eingriffe bedürfen eines umfangreichen Gesprächs, die Herzdruckmassage im Rahmen der Reanimation nicht.

Vor jeder Handlung am Patienten ist also sein explizites oder implizites Einverständnis einzuholen oder vorauszusetzen. Besondere Bedeutung kommt hierbei auch der Information zu, dass etwaige heilkundliche Maßnahmen ggf. nicht durch einen Heilkundler, sondern das Rettungspersonal durchgeführt werden.

Was eine Einwilligung allerdings nicht erreichen kann, ist die Befreiung von der Strafandrohung des Heilpraktikergesetzes, also die Aufhebung eines möglichen Arztvorbehalts.

## 1.3 Garantenstellung

Für alle Menschen gilt die Pflicht, anderen in Not Hilfe zu leisten. Wer diese Hilfeleistung unterlässt, macht sich strafbar:

> **§ 323c StGB**
> **Unterlassene Hilfeleistung**
> Wer bei Unglücksfällen oder gemeiner Gefahr oder Not nicht Hilfe leistet, obwohl dies erforderlich und ihm den Umständen nach zuzumuten, insbesondere ohne erhebliche eigene Gefahr und ohne Verletzung anderer wichtiger Pflichten möglich ist, wird mit Freiheitsstrafe bis zu einem Jahr oder mit Geldstrafe bestraft.

Dies betrifft, wie eingangs formuliert, auch Passanten, Nachbarn oder Zeugen. Rettungskräften kommen aber sowohl aufgrund ihrer Ausbildung als auch ihrer Funktion weitergehende Verantwortlichkeiten zu.

Von Mitarbeitern des Rettungsdienstes werden Schutz- und Beistandspflichten freiwillig übernommen. Sie werden zu sogenannten „Beschützergaranten" und es „entsteht ein Obhutsverhältnis gegenüber dem Betroffenen, das wesentlich von der Pflicht bestimmt ist, diesen vor weiteren gesundheitlichen Beeinträchtigungen zu bewahren (Garantenstellung durch die tatsächliche Übernahme der Gewähr für das Rechtsgut Gesundheit)" (6). Diese Garantenstellung hat zur Folge, dass nicht nur aktiv Hilfe zu leisten ist, sondern auch alle Maßnahmen zur Abwehr weiterer gesundheitlicher Schäden zu treffen sind. Es entsteht eine mögliche Strafbarkeit im Sinne einer Körperverletzung durch Unterlassung. Einfacher ausgedrückt: Im falschen Moment nichts zu tun, wird für Garanten ebenso bewertet, wie aktiv Schaden auszulösen.

Die eigentliche Qualifikation des Garanten ist dabei für die Verpflichtung zum Schutz unerheblich. Im Falle einer Hilfeleistung werden aber mit steigender Qualifikation auch höhere Anforderungen an die Qualität seiner Leistung gestellt.

Die bisherige und auch weiterhin fortbestehende Lösung des Dilemmas zwischen Arztvorbehalt und Garantenstellung ist der in der Gesetzgebung verankerte Ausgleich zwischen verschiedenen betroffenen Rechtsgütern, der rechtfertigende Notstand.

Praktisch bedeutet die Garantenstellung für Notfallsanitäter, dass sie nicht nur im Dienst zur Hilfeleistung verpflichtet sind, also Hilfeersuchen nicht ablehnen dürfen. Weitergehende, angemessene und von ihnen beherrschte Maßnahmen zur Abwehr von Gesundheitsschäden und Tod werden nicht nur straffrei bleiben, sie werden in gewissem Umfang sogar von ihnen erwartet.

Einen Patienten verbluten zu lassen, weil kein Tourniquet angelegt wird, einen Patienten ersticken zu lassen, weil ein erkannter Pneumothorax nicht entlastet wird, rasende Schmerzen unbehandelt zu ignorieren, all das ist in Bezug auf die Garantenstellung als möglicherweise strafwürdig zu überprüfen.

## 1.4 Rechtfertigender Notstand

Egal, ob man es als Notkompetenz, erweiterte Regelkompetenz oder Nothilfe bezeichnet. Alle diese Ansätze zur Legitimation nicht-ärztlichen Handelns im Rettungsdienst stellen auf den Begriff des rechtfertigenden Notstandes aus dem Strafgesetzbuch ab:

> **§ 34 StGB**
> **Rechtfertigender Notstand**
> Wer in einer gegenwärtigen, nicht anders abwendbaren Gefahr für Leben, Leib, Freiheit, Ehre, Eigentum oder ein anderes Rechtsgut eine Tat begeht, um die Gefahr von sich oder einem anderen abzuwenden, handelt nicht rechtswidrig, wenn bei Abwägung der widerstreitenden Interessen, namentlich der betroffenen Rechtsgüter und des Grades der ihnen drohenden Gefahren, das geschützte Interesse das beeinträchtigte wesentlich überwiegt. Dies gilt jedoch nur, soweit die Tat ein angemessenes Mittel ist, die Gefahr abzuwenden.

Hier wird ein Rechtsverstoß als nicht rechtswidrig bezeichnet, wenn das Gut, das es zu schützen gilt, höher bewertet wird als das verletzte. Der Bruch einer Norm wie des Strafrechts (im Speziellen der Regelungen des StGB und HeilprG) kann durch den Schutz eines höheren Wertes wie Leben und Gesundheit gerechtfertigt werden und damit straffrei sein. Dabei entfällt nicht die Verwirklichung des Tatbestandes, wohl aber das sogenannte „Unwerturteil" und damit die Rechtswidrigkeit des Handelns.

Entscheidend dabei ist demnach das zum Zeitpunkt der Maßnahme durch den Handelnden anzunehmende Vorliegen einer Notstandslage mit einer gegenwärtigen Gefahr für Leib und Leben des Patienten und die Art der Maßnahme. „Die vorzunehmende Notstandshandlung muss sich [...] als geeignet, erforderlich und angemessen erweisen" (7).

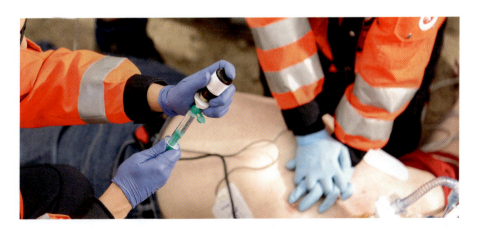

**Abb. 2** ▶ Wenn es um Leib und Leben geht, ist zwar nicht jedes Mittel recht, aber jedes rechte Mittel rechtens.

In diesem Angemessenheitsgrundsatz „versteckt" sich auch das Postulat, dass die Maßnahme durch den Anwender sicher beherrscht werden muss und die am wenigsten invasive Maßnahme zu wählen ist. Unerheblich in der Betrachtung des Notstandes ist dabei die Qualifikation des Anwenders. Lediglich die Abwägung der Rechtsgüter und die Angemessenheit der Intervention finden Eingang.

## 1.5 Überprüfung des Kompetenzniveaus

Wir treffen in der Bewertung einer Maßnahme hier auf die Voraussetzung des belegten Beherrschens. Das Notfallsanitätergesetz legt deren Form präzise fest:

> **§ 4 Abs. 2 Nr. 2c NotSanG**
> ... eigenständiges Durchführen von heilkundlichen Maßnahmen, die vom Ärztlichen Leiter Rettungsdienst oder entsprechend verantwortlichen Ärztinnen oder Ärzten bei bestimmten notfallmedizinischen Zustandsbildern und -situationen standardmäßig vorgegeben, überprüft und verantwortet werden, ...

Der Ärztliche Leiter Rettungsdienst (ÄLRD) hat die Maßnahmen zu überprüfen und zu verantworten. Dieser Organisationsverantwortung werden nur die wenigsten durch eine Prüfung a posteriori, also eine Überprüfung der schon durchgeführten Maßnahme, begegnen. Vielmehr werden regelmäßige Überprüfungen vorgenommen werden.

Dies wird in vielen Rettungsdienstbereichen schon jetzt umgesetzt („Erweiterte Maßnahmen Prüfungen", „EVM-Zertifizierung"). In Zukunft werden solche Überprüfungen für Notfallsanitäter die Regel sein. Hierbei geht es jedoch nur zum Teil um die beschriebene Organisationsverantwortung des ÄLRD. Ebenso wird Rechtssicherheit für die Ausführenden hergestellt, die mittels dieser Bescheinigung das Beherrschen einer Maßnahme belegen können.

Die Teilnahme an solchen Überprüfungen ist durch Arbeitsgerichte schon für die bisherigen Rettungsassistenten als Dienstverpflichtung gewertet worden (8).

## 1.6 Stellenwert des „Pyramidenprozesses"

Auf Initiative der Ärztlichen Leiter Rettungsdienst ist ein sogenannter „Pyramidenprozess" angestoßen worden. Es sollte einem bundesweiten Wildwuchs an unterschiedlichen Maßnahmen vorgebeugt und, ähnlich der bisherigen Stellungnahme der Bundesärztekammer zur Notkompetenz bei Rettungsassistenten, durch Formulierung eines fachlich fundierten Erwartungshorizontes ein gewisses Maß an Sicherheit für alle Beteiligten geschaffen werden.

Gemeinsam mit medizinischen Fachgesellschaften und Interessengruppen, von den Schulen und Krankenhäusern über die Hilfsorganisationen und Kommunen bis zur Bundesärztekammer und den öffentlichen Trägern, wurde eine erste Maßnahmenliste erarbeitet, die als Blaupause für die jeweiligen Gebietskörperschaften gelten soll. Die Bezeichnung „Prozess" spiegelt dabei die weiter anhaltenden und durch fortgesetzten, intensiven Austausch gekennzeichneten Arbeiten an diesem Katalog.

Die Auswahl der dort bezeichneten Maßnahmen und Medikamente reflektiert einen Diskussionsstand und breiten Konsens, auf dem bundesweit die Aus- und Weiterbildung wie auch der Inhalt dieses Buches fußen.

Zugleich ist sie kein Gesetzesrahmen, kein verbindlicher Kodex, der einklagbar oder dessen Überschreitung strafbewehrt wäre. Vielmehr entsprechen diese Listen einer ärztlichen Leit- oder Richtlinie.

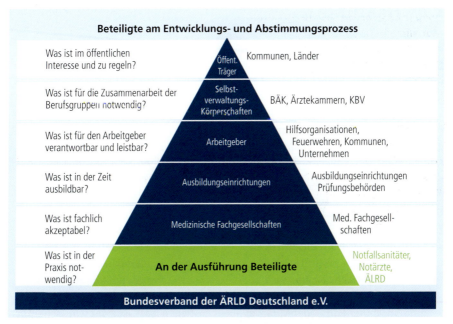

**ABB. 3** ▶ Der Pyramidenprozess stellt eine breite Konsensbildung aller Beteiligten zur Befähigung der Notfallsanitäterinnen und -sanitäter dar.

In Bezug auf die Richtlinien der Bundesärztekammer für die Anwendung von Betäubungsmitteln urteilte der Bundesgerichtshof schon einmal:

> „Empfehlungen der ärztlichen Berufsorganisation sind für den Richter zwar eine Entscheidungshilfe, entbinden ihn aber nicht von der Verpflichtung, auch unter Berücksichtigung abweichender Stellungnahmen der ärztlichen Wissenschaft in jedem einer Verurteilung zugrunde gelegten Einzelfall zu prüfen, […]. Die Äußerung des Vorstands der Bundesärztekammer ist keine Rechtsnorm" (9).

Im Ergebnis ist also festzuhalten: Weder Leitlinien noch Richtlinien sind gesetzlich oder richterlich definiert. Einer richterlichen Entscheidung liegt eine Leitlinie jedoch oft zugrunde. Sie bildet dann einen Bezugsrahmen zum „aktuellen Stand der Wissenschaft".

Was der Pyramidenprozess aber widerspiegelt, ist ein breiter fachlicher Konsens. Deutlich breiter als die schon früher als Maßstab dienende „Stellungnahme der Bundesärztekammer zur Notkompetenz von Rettungsassistenten und zur Delegation ärztlicher Leistungen im Rettungsdienst" (10). Auch wenn somit dieser Aufstellung keine normative Kraft innewohnt, ist sie ein Meilenstein, von dem abzuweichen in jedem Einzelfall, in Streichung wie Ergänzung, nur gut begründet möglich sein wird.

## 1.7 Haftung

Dies leitet über zur entscheidenden Frage der Haftung. Denn Rechtsnormen hin oder her, in der täglichen Arbeit am Menschen ist es sinnlos, sich allgemein und theoretisch nach der Rechtslage zu befragen. Mögliche zivil- wie strafrechtliche Folgen ihres Handelns sind für die Kolleginnen und Kollegen jedoch von existenzieller Bedeutung.

Dabei ist es wichtig, sich ein paar Grundsätze nochmals vor Augen zu führen:
- Es ist zwischen straf- und zivilrechtlicher Haftbarkeit zu unterscheiden. Das Strafrecht wendet sich immer direkt an den Handelnden, eine „Inschutznahme" der Mitarbeiter durch den Träger des Rettungsdienstes ist also nicht möglich. Das Zivilrecht hingegen betrachtet den „Vertragspartner" des Patienten. Dies ist die ausführende Organisation, in deren Namen die Mitarbeiter tätig werden.
- Alle richterlichen Bewertungen haben aus der Sicht des Handelnden zu erfolgen. Egal, ob ein strafrechtlicher Tatbestand, das Vorliegen eines Notstandes, eines Vorsatzes oder einer Fahrlässigkeit zu beurteilen ist. Dies geschieht im Rückgriff auf die Situation, wie sie sich dem Handelnden darstellte. Was sich im weiteren Verlauf an Befunden („Weisheit des Pathologen") erheben lässt, ist zwar wahrscheinlich ausschlaggebend dafür, ob es zum Prozess gekommen ist und stellt

auch den Kontext der Beurteilung dar (Sachverhalt). Einzunehmen ist aber die Perspektive und zugrunde zu legen ist das Wissen zum Zeitpunkt der Maßnahme.
- Staatsanwälten wie Richtern ist durchaus klar, unter welchem Druck, mit welcher insbesondere auch emotionalen Belastung und mit welchen Einschränkungen rettungsdienstliche Tätigkeit verbunden ist. Auch dies findet, wenn auch nicht unbedingt rechts-begrifflich, Eingang in ein etwaiges Urteil.

Die strafrechtliche Haftung in Fällen von Körperverletzung, auch durch Unterlassen, oder Verstößen gegen das Heilpraktikergesetz richtet sich wie beschrieben an den einzelnen Mitarbeiter und ist durch Geldbuße oder gar Haft bewehrt.

Zivilrechtlich entsteht die Schadensersatzpflicht aus dem Bürgerlichen Gesetzbuch:

**§ 823 BGB Schadensersatzpflicht**
(1) Wer vorsätzlich oder fahrlässig das Leben, den Körper, die Gesundheit, die Freiheit, das Eigentum oder ein sonstiges Recht eines anderen widerrechtlich verletzt, ist dem anderen zum Ersatz des daraus entstehenden Schadens verpflichtet.

Im Falle des Todes treten gemäß § 844 BGB noch weitergehende, auch sorgerechtliche Ansprüche Dritter (z.B. Verwandter) hinzu. Abgesehen von den Beerdigungskosten (Abs. 1) ist auch eine Geldrente an die Hinterbliebenen vorgesehen (Abs. 2), wenn der Getötete unterhaltspflichtig war oder werden konnte (Stichwort: Tod eines Familien-

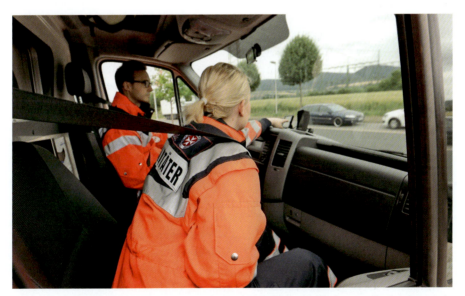

**Abb. 4** ▶ Welche Anforderungen an die Einsatzkräfte regelhaft gestellt werden und welchen Belastungen sie in kritischen Situationen ausgesetzt sind, wird von Gerichten regelhaft in die Beurteilung von Sachverhalten mit einbezogen.

ernährers). Die Besonderheiten des Rettungsdienstes umfassen aber unter anderem, dass dieser nicht einem frei auch für Privatunternehmen zugänglichen Markt entspricht, sondern mithin eine öffentliche Aufgabe darstellt. Die Patientenversorgung (ein Behandlungs- und Transportvertrag) ist somit ein öffentlich-rechtlicher Vertrag nach dem Verwaltungsverfahrensgesetz (VwVfG). Es gelten zwar weiter die Vorschriften des BGB (11), aber zivilrechtlich bekleiden die Mitarbeiter des Rettungsdienstes, auch wenn sie nicht – wie mittlerweile vielerorts – öffentlichen Angestellte sind, ein öffentliches Amt.

Zivilrechtliche Ansprüche richten sich also gegen den Träger des Rettungsdienstes. Man spricht hierbei von der Amtshaftung des Hoheitsträgers. Der Amtsträger soll nicht durch andauernde Furcht aufgrund der ggf. existenzbedrohenden Strafen in seiner Tätigkeit eingeschränkt sein.

> **Art. 34 GG**
> Verletzt jemand in Ausübung eines ihm anvertrauten öffentlichen Amtes die ihm einem Dritten gegenüber obliegende Amtspflicht, so trifft die Verantwortlichkeit grundsätzlich den Staat oder die Körperschaft, in deren Dienst er steht. Bei Vorsatz oder grober Fahrlässigkeit bleibt der Rückgriff vorbehalten. Für den Anspruch auf Schadensersatz und für den Rückgriff darf der ordentliche Rechtsweg nicht ausgeschlossen werden.

> **§ 839 BGB Haftung bei Amtspflichtverletzung**
> (1) Verletzt ein Beamter vorsätzlich oder fahrlässig die ihm einem Dritten gegenüber obliegende Amtspflicht, so hat er dem Dritten den daraus entstehenden Schaden zu ersetzen. Fällt dem Beamten nur Fahrlässigkeit zur Last, so kann er nur dann in Anspruch genommen werden, wenn der Verletzte nicht auf andere Weise Ersatz zu erlangen vermag.
> (2) Verletzt ein Beamter bei dem Urteil in einer Rechtssache seine Amtspflicht, so ist er für den daraus entstehenden Schaden nur dann verantwortlich, wenn die Pflichtverletzung in einer Straftat besteht. Auf eine pflichtwidrige Verweigerung oder Verzögerung der Ausübung des Amts findet diese Vorschrift keine Anwendung.
> (3) Die Ersatzpflicht tritt nicht ein, wenn der Verletzte vorsätzlich oder fahrlässig unterlassen hat, den Schaden durch Gebrauch eines Rechtsmittels abzuwenden.

Der Träger des Rettungsdienstes wird jedoch prüfen müssen, ob der Ausführende wiederum ihm gegenüber schadensersatzpflichtig ist. Dies ist der Fall bei Vorsatz oder grober Fahrlässigkeit.

Keine Gültigkeit hat die Amtshaftung allerdings bei rein privatrechtlich zu bewertenden Verhältnissen, wie z.B. dem Sanitätsdienst bei Veranstaltungen. Hier sind aber zivilrechtliche Regelungen zur Arbeitgeberhaftung häufig.

## 1.8 Delegation

Bisher außer Acht gelassen wurde der Begriff der Delegation. Delegation bedeutet im Allgemeinen die Übertragung von Zuständigkeiten und Befugnissen von einer in einem hierarchischen System führenden auf eine nachgeordnete Instanz.

Wieder spannt sich die Ausformung für den Medizinbereich zwischen Strafrecht, Zivilrecht und berufsspezifischen Regelungen auf.

Strafrechtlich wurden die Grenzen der Delegation im historischen Kontext sehr eng gesetzt. Der Bundesgerichtshof hatte in einem Fall zu entscheiden, in dem es durch einen fehlerhaften Tubus zu einem hypoxischen Hirnschaden gekommen war. Ausgehend von der Frage, ob der behandelnde Arzt sich persönlich von der einwandfreien Funktion des (damals noch wiederverwendbaren) Tubus hätte vergewissern müssen, wurde allgemein und für alle Bereiche formuliert: „Ein persönliches Eingreifen des Arztes ist vielmehr grundsätzlich nur zu fordern, wo die betreffende Tätigkeit gerade beim Arzt eigene Kenntnisse und Kunstfertigkeiten voraussetzt." (12)

Hier findet sich eine Anlehnung an das Heilpraktikergesetz, das Diagnose und Therapieentscheidung fest in das „persönliche Eingreifen des Arztes", mithin als undelegierbar klassifizieren würde.

Aus dem Bereich der gesetzlichen Krankenkassen (GKV) besteht zwischen Ärzten und dem GKV-Spitzenverband ein sogenannter Bundesmantelvertrag-Ärzte (BMV-Ä), der das Sozialgesetzbuch (SGB) ergänzt und präzisiert.

In einer Anlage zum BMV-Ä wird festgelegt:

> „Nicht delegierbare Leistungen des Arztes [sind] die Anamnese, Indikationsstellung, Untersuchung des Patienten einschließlich invasiver diagnostischer Leistungen, Diagnosestellung, Aufklärung und Beratung des Patienten, Entscheidungen über die Therapie und Durchführung invasiver Therapien und operativer Eingriffe."

Für die bei ihnen versicherten Patienten erwarten die Krankenkassen also, dass die genannten Leistungen nicht durch irgendwen, sondern vom Rechnung stellenden Arzt selbst geleistet werden.

Weiter heißt es:

> „Unabhängig von der schriftlich fixierten Weisungsbefugnis hat der delegierende Arzt hinsichtlich der delegierten Leistung eine Auswahl-, Anleitungs- und Überwachungspflicht. [...] Es gilt der Grundsatz, dass die Delegation regelmäßig die Anwesenheit des Arztes beziehungsweise dessen kurzfristige Erreichbarkeit in der Praxis oder im Krankenhaus voraussetzt." (13)

Eine Delegation ist in diesem Rechtsverständnis nur im Rahmen persönlicher Anwesenheit und enger Kontrolle möglich. Dies verweist darauf, dass die Verantwortung für die Maßnahme in jedem Fall beim delegierenden Arzt verbleibt. Sollte es zu Fehlhandlungen kommen, so ist er zunächst für die sorgsame Auswahl des die Delegation empfangenden Personals, dessen umfängliche Anleitung und die regelmäßige und gewissenhafte Kontrolle ihrer Tätigkeit verantwortlich.

Der Rechtsrahmen der Delegation ärztlicher Leistungen wurde für die in Krankenhaus und Niederlassung geltende Praxis erstellt. Für den Bereich des Rettungsdienstes gelten sie nur eingeschränkt.

Übertragbar sind aber ihre Grundlagen. Insbesondere die sich wiederholende Negativdefinition, also Festlegungen darüber, was nicht übertragbar sei: „Dem Arzt vorbehalten und damit nicht delegationsfähig, sind spezifisch ärztliche Leistungen: Das Stellen der Diagnose und die therapeutische Entscheidung." (14)

Immer ist dabei die körperliche Anwesenheit am oder in der Nähe des Einsatzortes vorausgesetzt. Eine Delegation via Telefon oder selbst Telemedizin ist trotz der bisherigen Erfahrungen, z.B. aus den Aachener Pilotprojekten, nicht rechtens: „Auch bei telemedizinischen Verfahren ist zu gewährleisten, dass eine Ärztin oder ein Arzt die Patientin oder den Patienten unmittelbar behandelt." (15) „Der Tele-Notarzt kann und soll den Notarzt nicht ersetzen." (16)

Eine Delegation von therapeutischen Maßnahmen alleinig durch Schaffung von Handlungsrichtlinien ist somit nach derzeitiger Rechtslage nicht möglich.

## 1.9 Betäubungsmittelgesetz

Das Gesetz über den Verkehr mit Betäubungsmitteln (Betäubungsmittelgesetz – BtMG) regelt den Umgang mit Substanzen, die in drei dem Gesetz zugehörigen Anlagen bezeichnet werden. Anlage 1 umfasst dabei die nicht verkehrsfähigen Betäubungsmittel, bei denen Handel wie Abgabe verboten sind (z.B. Mescalin oder LSD). In Anlage 2 werden die verkehrs-, aber nicht verschreibungsfähigen Substanzen zusammengefasst. Sie können als Grundlage für die Medikamentenherstellung dienen, dürfen aber nicht direkt an Patienten abgegeben werden (z.B. Cannabis [Rohsubstanzen], Kokain oder Methamphetamin). Die in der Anwendung relevanten verkehrs- und verschreibungsfähigen Substanzen werden in Anlage 3 aufgeführt. Hier finden sich z.B. Amphetamine, Opiate, Midazolam mit Einheitsgrößen über 15 mg und wiederum Cannabis als Fertigpräparat. In § 13 wird die Abgabe geregelt:

> **§ 13 BtMG Verschreibung und Abgabe auf Verschreibung**
> (1) Die in Anlage III bezeichneten Betäubungsmittel dürfen nur von Ärzten, Zahnärzten und Tierärzten und nur dann verschrieben oder im Rahmen einer ärztlichen, zahnärztlichen oder tierärztlichen Behandlung einschließlich der ärztlichen Behandlung einer Betäubungsmittelabhängigkeit verabreicht oder einem anderen zum unmittelbaren Verbrauch oder nach Absatz 1a Satz 1 überlassen werden, wenn ihre Anwendung am oder im menschlichen oder tierischen Körper begründet ist.

Verstöße gegen die ärztliche Abgabebeschränkung werden mit § 29 BtMG Abs. 1 Nr. 6b unter Strafe gestellt. Anders als bei dem nicht unumstrittenen Geltungsbereich des Heilpraktikergesetzes steht die Anwendung von Opiaten am Patienten durch Notfallsanitäterinnen und Notfallsanitäter sicher zunächst unter Strafe.

Die Intention des Gesetzgebers im Hinblick auf den Notfallsanitäter ist in einem Antwortschreiben des Bundesgesundheitsministeriums, namentlich des Bundesgesundheitsministers Hermann Gröhe, auf eine Anfrage der CDU-Abgeordneten Ina Scharrenbach im nordrhein-westfälischen Landtag geäußert worden. Die Aufnahme von Opiaten in den Medikamentenkatalog wird von Gröhe mit einem Hinweis auf die zeitnahe Versorgung von Notfallpatienten mit Schmerzmitteln ausdrücklich begrüßt. Weiter führt er aus, § 13 BtMG eröffne auch die Möglichkeit der Gabe auf ärztliche Weisung, im rettungsdienstlichen Fall quasi im Vorgriff zur Inaugenscheinnahme durch einen behandelnden Arzt, ggf. auch im Krankenhaus. Ob diese Auffassung den viel zu engen Grenzen und Anforderungen an eine ärztliche Delegation standhält, ist jedoch fraglich.

Ebenso wie bei den Betrachtungen zum Heilpraktikergesetz kann aber im Rahmen des rechtfertigenden Notstands das „Unwerturteil" des Tatbestands entfallen. Eine Abgabe im Notfall und unter Berücksichtigung des Angemessenheitsgrundsatzes (geeignet, beherrscht) wird deshalb absehbar ohne Strafe bleiben.

Der nun auch von höchster Stelle als äußerst wünschenswert zu erachtenden Gabe von Opiaten bei Notfallpatienten steht die Rechtslage bei Beachtung von Eignung, Sorgfalt und Indikation deshalb im Wege. Der Grat zur Strafbarkeit ist in der Anwendung von Betäubungsmitteln aber nochmals schmaler.

## 1.10 Fazit

Klare und eindeutige gesetzliche Regelungen zur Schaffung einer Regelkompetenz zur Medikamentengabe durch Notfallsanitäterinnen und -sanitäter bestehen nicht.

Auch in Zukunft wird sich der Zumessungsrahmen am rechtfertigenden Notstand orientieren. Besteht Gefahr für Leib und Leben oder das Risiko einer Zustandsverschlechterung, dann sind die angemessenen Maßnahmen auch durch nicht-ärztliches Personal rechtssicher durchführbar.

Maßstab des Angemessenheitsgrundsatzes werden dabei der Pyramidenprozess und andere Leitlinien, die Qualifikation des Personals und die Eignungsfeststellung des Anwenders in der regelmäßigen Überprüfung (durch den Ärztlichen Leiter Rettungsdienst) sein.

„Ein innerhalb des Kompetenzrahmens durchgeführter Eingriff wird regelmäßig weder die Voraussetzung des § 823 Bürgerliches Gesetzbuch (BGB) erfüllen, noch kann allein aufgrund des eigentlich bestehenden Verstoßes gegen den Arztvorbehalt der Vorwurf der Sorgfaltswidrigkeit gegenüber dem Rettungsdienstpersonal erhoben werden." (17)

Eine allgemeine Handlungsfreigabe zur Ausübung der Heilkunde existiert aber nicht.

## 1.11 Häufig gestellte Fragen

**Was darf ich denn als Notfallsanitäter noch, wenn schon keine Heilkunde ausüben?**
Die Aufgabe, Menschen bei Verletzungen, Vergiftungen oder Erkrankungen qualifizierte medizinische Hilfe zukommen zu lassen, liegt nicht nur innerhalb der Möglichkeiten der Notfallsanitäterinnen und -sanitäter, sondern gehört, wie dargelegt, sogar zu ihren ureigensten Pflichten. Um Leben zu retten, Leid zu lindern und Schaden von Patienten abzuhalten, sind dafür im Notfall alle angemessenen Mittel anwendbar. Durch die inhaltliche Erweiterung des Angemessenheitsgrundsatzes mittels intensiverer Ausbildung, Anleitung und Überprüfung erschließen sich alle im Notfallsanitätergesetz formulierten Ausbildungsziele auch der Patientenversorgung. Sorgfalt, Besonnenheit und Verantwortung schützen dabei Anwender und Patienten.

**Muss ich das als Notfallsanitäter alles machen?**
„Alles" auf gar keinen Fall. Die Garantenstellung anerkennend hat der Gesetzgeber von der pauschalen Übertragung der Heilkunde abgesehen. Es kann von keiner Notfallsanitäterin und keinem Notfallsanitäter erwartet werden, einen Notarzt zu ersetzen. Auch in der klinischen Ausbildung wird von Ärzten, die keinen Facharztstatus besitzen, keinesfalls erwartet, selbstständig Maßnahmen beliebiger Komplexität

auszuführen. Wohl aber erhöht sich der Anspruch an die Qualität dessen, was im Rahmen der Garantenpflicht zum Schutz von Leib und Leben erwartet werden kann.

**Worüber muss ich denn einen Patienten jetzt aufklären?**
Der einwilligungsfähige Patient ist über jedwede eingeleitete Maßnahme, die Indikation und die möglichen Komplikationen zu informieren. Je dringlicher die Situation, desto knapper kann diese Aufklärung sein. Auch die Information über den eigenen Qualifikationsstand hat, in von der Dringlichkeit abhängigem Umfang, zu erfolgen („Ich lindere jetzt Ihre Schmerzen und bringe Sie dann zum Arzt").

**Wer wird denn verklagt, wenn etwas passiert?**
Strafrechtlich der Notfallsanitäter/die Notfallsanitäterin, wobei zunächst auf den Straftatbestand geprüft und dann nach Rechtfertigungs- (Notstand, Notwehr, Einwilligung) bzw. Entschuldigungsgründen (entschuldigender Notstand, Nötigungsnotstand, Pflichtenkollision) gesucht wird.

Zivilrechtlich wird zunächst die durchführende Organisation haftbar gemacht. Nur bei Vorsatz oder grober Fahrlässigkeit ist mit einer schlussendlichen Haftung durch den Notfallsanitäter/die Notfallsanitäterin zu rechnen.

## QUELLEN UND LITERATUR:

1. Deutscher Bundestag, Drucksache 17/12524 vom 27.02.2013.
2. ArbG Koblenz, Urteil vom 07.11.2008, Az.: 2 Ca 1567/08.
3. Bundesverwaltungsgericht, Urteil vom 26.8.2009, Az.: 3 C 19/08.
4. Walus A (2016) Die notfallmedizinische Heilkundequalifikation von Notfallsanitätern aus juristischer Sicht. In: Rettungsdienst 39 (1): 73–79.
5. BGH NJW 1972, 335.
6. BGH, Beschluss vom 25.04.2001, Az.: 1 StR 130/01.
7. Lissel PM (2011) § 23, Rn. 54. In: Ratzel R, Luxenburger B (Hrsg.) Handbuch Medizinrecht. 2. Aufl., Bonn: Deutscher Anwaltverlag.
8. LAG Rheinland-Pfalz, Urteil vom 23.01.2013, Az.: 8 Sa 355/12.
9. BGHSt 37, 385, 386.
10. http://www.bundesaerztekammer.de/richtlinien/empfehlungenstellungnahmen/notfall-rettungsdienst/
11. § 62 S. 2 VwVfG.
12. BGH, Urteil vom 24.06.1975, Az.: VI ZR 72/74.
13. Krull B (2015) Delegation ärztlicher Leistungen an nichtärztliches Personal: Möglichkeiten und Grenzen. In: Dtsch Ärztebl 112 (3): 2–4.
14. BÄK (1992) Stellungnahme der Bundesärztekammer zur Notkompetenz von Rettungsassistenten und zur Delegation ärztlicher Leistungen im Rettungsdienst.

15. BÄK (2015) (Muster-)Berufsordnung für die in Deutschland tätigen Ärztinnen und Ärzte – MBÖ-Ä 1997 – in der Fassung des Beschlusses des 118. Deutschen Ärztetages 2015 in Frankfurt am Main, § 7 Abs. 4 S. 2.
16. Zitat von Univ.-Prof. Dr. med. Rolf Rossaint (Uniklinik RWTH Aachen), erschienen in: Fischer J (2014) Der Tele-Notarzt in Aachen: Ein Modell für die Versorgung von morgen? In: Rheinisches Ärzteblatt 12/2014: 18.
17. Ohr T (2005) Wie verbindlich ist die Stellungnahme der Bundesärztekammer zur Notkompetenz? In: Notfall Rettungsmed 8 (6): 440–443.

# 2 Allgemeine Pharmakologie

Die Pharmakokinetik beschreibt die Prozesse, denen eine Substanz im Körper unterliegt. Sie betrachtet dabei den Weg von der Aufnahme bis zur Ausscheidung und liefert für jeden Körperbereich (Kompartiment) einen Dosisverlauf.

Was dabei als Wirkung des Pharmakons beispielsweise am Rezeptor ankommt, wird durch die Pharmakodynamik beschrieben. Sie betrachtet alle biochemischen und physiologischen Effekte der Substanz im Körper und liefert eine Beschreibung der erwünschten wie unerwünschten Wirkungen.

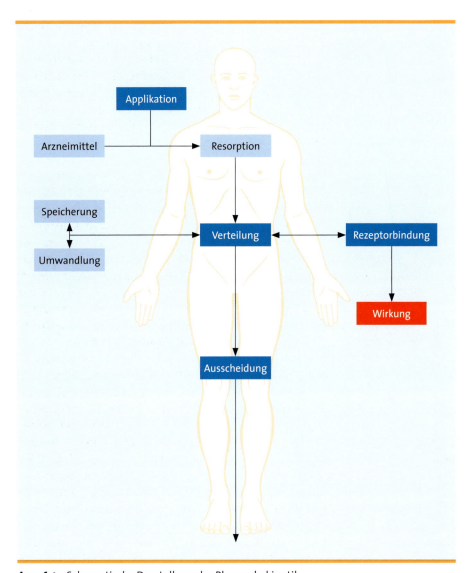

**Abb. 1** ▶ Schematische Darstellung der Pharmakokinetik

## 2.1 Pharmakokinetik

### 2.1.1 Applikation/Resorption

Wirkstoffe können auf unterschiedlichstem Weg in den Körper eingebracht werden. Sie unterscheiden sich insbesondere in Bezug auf die Verfügbarkeit und die resultierende Blutdosiskurve.

Einnahmewege ohne technische Hilfen sind das Einatmen (per inhalationem), Schlucken (per os) oder das Aufbringen auf die Haut bzw. weitere Schleimhäute (bukkal, lingual, nasal, rektal etc.). Mit technischer Hilfe lässt sich direkt der Blutstrom (intravenös, -arteriell, -ossär) oder das Gewebe (intramuskulär, subkutan) erreichen.

Ausdruck eines ungehinderten Zugangs des Pharmakons ist die sogenannte *Bioverfügbarkeit*. Sie bezeichnet den Anteil des Wirkstoffs, der nach Verabreichung im Plasma erscheint. Naturgemäß beträgt sie bei intravenöser Gabe 100%. Bei den anderen Zugangswegen hängt sie von der Aufnahme und der Erstelimination in der Leber, dem *First-pass-Effekt* ab. Dieser sagt aus, wie hoch der Anteil der Substanz ist, der nach Aufnahme über den Darm schon direkt in der Leber verstoffwechselt wird, ohne dass er je die freie Blutbahn erreicht.

▶ **per os**

Die Zufuhr durch Schlucken ist beim wachen Patienten mit ausreichenden Schutzreflexen schnell und, je nach Größe der zugeführten Wirkstoffform, unkompliziert möglich. Zugleich wird der Wirkstoff über einen längeren Zeitraum über den Darm in die Blutbahn aufgenommen. Nachteilig ist das langsame Anschlagverhalten, das bei Aufnahme über die Magenschleimhaut bei mindestens einer halben Stunde liegt. Bei eingeschränktem Kreislauf und damit verbundener herabgesetzter Durchblutung des Magen-Darm-Traktes kann die Aufnahme deutlich verzögert bis unmöglich sein.

Rettungsdienstliche Anwendung findet der Weg per os bei der Gabe von Thrombozytenaggregationshemmern beim Herzinfarkt oder bei der Verabreichung von Aktivkohle im Rahmen von Vergiftungen.

▶ **sublingual/bukkal**

Von der oralen Gabe durch Schlucken ist die Gabe unter die Zunge (sublingual) oder über die Wangenschleimhaut (bukkal) zu unterscheiden. Die Resorption im Mundraum erfolgt deutlich schneller als in tieferen Abschnitten des Gastrointestinaltraktes. Da der venöse Abstrom die Leber und damit einen etwaigen ersten Abbau des Wirkstoffs umgeht („First-pass-Effekt"), ist zudem die resultierende Blutkonzentration in den meisten Fällen erhöht.

Anwendung findet die sublinguale Gabe insbesondere beim Nitroglycerin-Spray, Lorazepam (Tavor®) und Nitrendipin (Bayotensin®). Bukkal werden zunehmend Opiate (als Lutscher) in der Therapie von Durchbruchschmerzen eingesetzt. Das häufig auftretende Problem, Notfallpatienten zum Öffnen des Mundes und Heben der Zunge zu bewegen, wirft die Frage nach den Unterschieden der Schleimhäute im Mundraum auf. Im Vergleich der Nitrat-

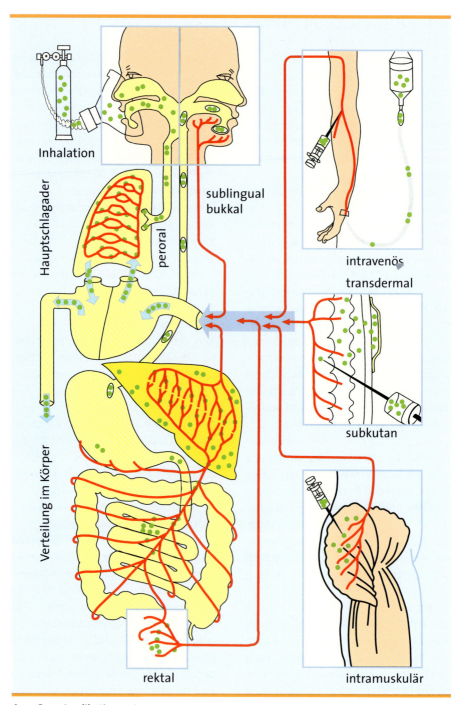

**Abb. 2** ▶ Applikationsarten

aufnahme konnten Pimlott und Addy (1) schon 1985 zeigen, dass auch bei bukkaler Gabe zwar etwas geringere, aber therapeutische Blutspiegel erzielt werden konnten.

Kurz: Auch ein intraoraler Sprühstoß oder eine Tabletteneinlage in die „Backentasche" liefert relevante, wenn auch etwas niedrigere Wirkstoffkonzentrationen im Blut.

▶ **rektal**

Die Schleimhaut des Enddarms kann sowohl durch Suppositorien („Zäpfchen") als auch Flüssigkeiten erreicht werden. Beispiele sind die Anwendung von Paracetamol, Prednison (Rectodelt®), Diazepam (Valium®) oder Thiopental (Trapanal®). Vorteilhaft ist die unkomplizierte Anwendung auch beim bewusstseinsgeminderten Patienten, hinderlich die unkontrollierte Resorption, das verzögerte Anschlagen und der beim Erwachsenen schambehaftete Zugangsweg. Durch den venösen Abstrom der unteren rektalen Bereiche über die V. iliaca wird auch bei rektaler Anwendung die Leber, und damit ein First-pass-Effekt, umgangen.

## 2.1.2 Verteilung

Nach erfolgreicher Resorption verteilt sich ein Pharmakon zügig über die Blutbahn im gesamten Körper. Je nach Fettlöslichkeit verteilt es sich unterschiedlich stark in die verschiedenen Gewebe und überwindet auch in unterschiedlichem Maße natürliche Barrieren. So sind rein wasserlösliche Stoffe kaum ohne aktiven Transport in der Lage, in das Zentralnervensystem zu gelangen. Als Folge müssen die höchsten Wirkstoffmengen nicht unweigerlich am geplanten Wirkort vorherrschen. Häufig verteilen sich Substanzen zunächst in die Gewebe und strömen von dort sekundär den Wirkort an.

Hierbei wird das *Verteilungsvolumen* als fiktive Größe angegeben, in der sich ein Pharmakon scheinbar verteilt. Wird es zum Beispiel in hohem Maße im Fettgewebe gespeichert, finden sich nach der Gabe nur sehr geringe Plasmaspiegel. Es erscheint so, als habe sich der Wirkstoff in einer großen Menge Flüssigkeit verteilt, sein Verteilungsvolumen ist demnach sehr groß. So kann ein Pharmakon problemlos ein Verteilungsvolumen von mehr als dem Körpereigenvolumen des Patienten erreichen, schließlich betrachten wir ja nur den Plasmaspiegel. Dementsprechend wird es in der Einheit *Liter pro Kilogramm Körpergewicht* angegeben.

## 2.1.3 Elimination

Ein Wirkstoff hat, wenn er nicht wie beispielsweise Glukose vollständig verstoffwechselt wird, zwei Hauptwege, um den Körper zu verlassen:
– Niere und
– Leber.

Hierbei stehen die beiden Abbauwege aber ebenso im Wechselspiel miteinander. So werden beispielsweise Benzodiazepine wie Midazolam oder Diazepam über mehrere noch teilweise aktive Zwischenstufen in der Leber verstoffwechselt, bevor dann eine Ausscheidung über die Niere stattfindet.

Schwerwiegende und klinisch wirksame Leberfunktionsstörungen sind im Rettungsdienst eher selten, wohingegen relevante Einschränkungen der Nierenfunktion, wie bei Dialysepatienten, durchaus häufig auftreten.

Die *Halbwertszeit* resultiert aus den Eliminationsprozessen und ist die Zeit, in der sich eine im Blut gemessene Konzentration halbiert. Die Halbwertszeit ist nicht identisch mit der *Wirkungsdauer.* Einige Arzneimittel werden zwar sehr rasch aus dem Blut entfernt, können aber noch lange ihre Wirkung am Wirkort entfalten. So ist Acetylsalicylsäure nur wenige Minuten im Blut nachweisbar, die Halbwertszeit beträgt etwa acht Minuten. Die analgetische und entzündungshemmende Wirkung hält jedoch etwa vier Stunden an, die Wirkung auf die Blutplättchen, also die gerinnungshemmende Wirkung, sogar für die gesamte Lebensdauer des Plättchens (Tage).

Die Entfernung aus dem Organismus kann als *Clearance* bestimmt werden. Sie ist zunächst etwas umständlich definiert, bezeichnet sie doch dasjenige (fiktive) Kreislaufvolumen in Millilitern, das pro Minute von der untersuchten Substanz gereinigt wird. Sie fasst wie die Halbwertszeit sämtliche Eliminationsprozesse in sich zusammen.

Für die Niere wurde der sogenannte *Q0-Wert* (sprich: Q-Null-Wert) geschaffen. Er bezeichnet die extrarenale Eliminationsfraktion, also den Anteil der Substanz, der bei normaler Nierenfunktion *nicht* über die Niere ausgeschieden wird. Ein Q0-Wert von 0 bedeutet eine komplette Ausscheidung über die Niere, ein Wert von 0,5, dass jeweils 50% und ein Wert von 1,0, dass die Substanz komplett über z.B. die Leber ausgeschieden wird.

Mithilfe des Q0-Wertes lässt sich auf die Schnelle abschätzen, ob man sich über die Dosierung bei Nierenkranken Gedanken machen muss (niedrige Q0-Werte), oder ob unbeschwert therapiert werden kann (hohe Q0-Werte).

## 2.2 Pharmakodynamik

### 2.2.1 Wirkung

Medikamente sollen einen bestimmten Zweck erfüllen. So soll ein Betablocker einen bestimmten Rezeptor blockieren und dadurch die Herzfrequenz senken, ebenso wie ein Opiat den Schmerz lindern soll.

Medikamente wirken dabei ganz verschiedenartig auf (zumeist) Proteine (Tab. 1).

Allen Wirkweisen ist eigen, dass sie ganz verschiedene Effekte im Organismus auslösen, von denen nicht unbedingt alle auch erzielt werden wollen. Das Opiat lindert nicht nur die Schmerzen, sondern löst auch Übelkeit, Hautjucken und Verstopfung aus, einige Antidepressiva bewirken nicht nur eine Stimmungsaufhellung, sondern auch Mundtrockenheit, Zittern oder gar Suizidalität, der Betablocker die Herzfrequenzsenkung, aber auch Kältegefühl und Schwindel.

Die Unterteilung in erwünschte und unerwünschte Wirkungen erfolgt dabei rein nach der Intention des Anwenders. Schwache Opiate werden beispielsweise bei Darmerkrankungen gerade wegen des obstipierenden Effektes eingesetzt. Wann immer ein Pharmakon also angewendet wird, ist es sinnvoll, sich das Wirkspektrum vor Augen zu führen und das Für und Wider der Therapie abzuwägen.

Sollte ein Patient mit Furosemid ausgeschwemmt werden, oder ist der Blutdruck- und Kaliumwertabfall mehr zu fürchten? Sollte Adrenalin mitsamt seiner vasokonstriktorischen und kardialen Effekte vernebelt werden, oder reicht auch das spezifischere Salbutamol aus?

### 2.2.2 Therapeutische Breite

Für jede Wirkung lässt sich eine Dosiswirkungskurve erstellen. In dieser wird der Anteil der reagierenden Individuen gegen die Dosis dargestellt. Gleichsam lässt sich auch eine Tödlichkeits-, eine Letalitätskurve darstellen. Das Zitat „Dosis sola facit venenum" das mit Paracelsus in Verbindung gebracht wird, erläutert dieser selbst: „Alle Dinge sind Gift und nichts ist ohne Gift, allein die Dosis macht es, dass ein Ding kein Gift ist." (2) Stellt man Wirkungs- und Letalitätskurve gemeinsam dar, so ist die Entfernung von der einen zur anderen die therapeutische Breite. Sie bezeichnet den Bereich, in dem mit

**TAB. 1** ▶ Beispiele von Zielproteinen und entsprechenden Substanzen

| | |
|---|---|
| • Rezeptoren | Betablocker, Opiate, Adrenalin |
| • Transportproteine | bestimmte Antidepressiva, Furosemid, Omeprazol |
| • Enzyme | Neostigmin, Insulin |
| • Ionenkanäle | Lokalanästhetika, Ca-Antagonisten |
| • Transkriptionsfaktoren | Kortison |

einer Wirkung zu rechnen, aber von einer Schädigung im Sinne einer Vergiftung noch nicht auszugehen ist.

Hierbei wird diese Betrachtung häufig auf den kontinuierlichen Einsatz, weniger auf die einmalige Anwendung bezogen. Medikamente mit geringer therapeutischer Breite in diesem Sinne sind z.B. Digitalis oder Lithium.

Auch im notfallmedizinischen Anwendungsbereich gibt es Substanzen, die eine unvorsichtige Dosierung nicht verzeihen. Dazu gehören Adrenalin, Nitro, Theophyllin oder Thiopental. Andere Wirkstoffe sind da weitaus toleranter, wie beispielsweise Kortison, Glukose oder Atropin.

### 2.2.3 Agonisten und Antagonisten

*Agonisten* sind Substanzen, die (z.B. am Rezeptor) eine Wirkung auslösen. *Antagonisten* sind Substanzen, die keine Wirkung auslösen und gleichzeitig eine Auslösung verhindern (z.B. durch Blockade der Bindungsstelle am Rezeptor).

Je nach Art des Wechselspiels wird von kompetitiven und nicht-kompetitiven Antagonisten gesprochen. Während die kompetitiven Antagonisten sich ein Kräftemessen mit den Agonisten um die Wirkung liefern und durch erhöhte Dosen zu überwinden sind (Naloxon, Betablocker), sind die nicht-kompetitiven Antagonisten in der Lage, eine Wirkung gänzlich zu verhindern (Ketamin, welches das Glutamat bleibend aus dem NMDA-Rezeptor verdrängt).

Bei den nicht-kompetitiven Antagonisten muss die Wirkdauer bis zum Abklingen abgewartet werden, bei den kompetitiven Antagonisten lassen sich die Effekte auch vorher ggf. aufheben.

---

#### QUELLEN UND LITERATUR:

1. Pimlott SJ, Addy M (1985) A Study into the Mucosal Absorption of Isosorbide Dinitrate at different Intraoral Sites. In: Oral Surg Oral Med Oral Pathol 59 (2): 145–148
2. Paracelsus (1965) Die dritte Defension wegen des Schreibens der neuen Rezepte. In: Ders.: Septem Defensiones 1538. Werke Bd. 2. Darmstadt: Wissenschaftliche Buchgesellschaft: 508–513, hier: 510.

# 3 Spezielle Pharmakologie

Die Anwendung von Medikamenten ist eine wichtige Säule der präklinischen Notfalltherapie. Dieses Kapitel dient dem Verständnis der in der Notfallmedizin eingesetzten Medikamente und ihrer Anwendungsmöglichkeiten. Die Auswahl der Medikamente und deren Indikationen orientieren sich an den Empfehlungen des Pyramidenprozesses. Die entsprechenden Einsatzmöglichkeiten der einzelnen Medikamente werden anhand von Krankheitsbildern beschrieben.

## 3.1 Herz-Kreislauf

### 3.1.1 Reanimation

**MEDIKAMENTE**
- Adrenalin
- Amiodaron

Die medikamentöse Therapie im Rahmen der Reanimation zielt auf die Wiederherstellung einer suffizienten Herzaktion ab. Um dies zu erreichen, kommen sowohl stimulierende (Adrenalin) als auch den Rhythmus stabilisierende (Amiodaron) Medikamente zum Einsatz.

▶ **Adrenalin (Suprarenin®)**
Adrenalin wird sowohl bei Asystolie (sobald ein Zugang verfügbar ist) als auch bei defibrillierbaren Rhythmen (nach dem 3. Schock) verabreicht. Aufgrund der kurzen Wirkdauer erfolgt die Gabe alle 3–5 Minuten. Wenn ein Zugang nicht direkt, z.B. in zwei Versuchen, hergestellt werden kann, sollte auf einen intraossären Zugang zurückgegriffen werden. In beiden Fällen beträgt die Dosis 1 mg. Die Applikation über einen endotrachealen Tubus ist in Bezug auf ihre Wirksamkeit mit der rektalen Gabe zu vergleichen und wird nicht mehr empfohlen. Die Anwendung von Adrenalin bei Kreislaufstillstand ist nicht unumstritten. Die Zusammenschau aller zurzeit verfügbaren Daten belegt zwar positive Effekte auf das Kurzzeitüberleben (Wiederkehr eines Spontankreislaufs, Krankenhausaufnahme), jedoch keinen oder sogar einen negativen Effekt auf das Langzeitüberleben und das neurologische Outcome.

▶ **Amiodaron (Cordarex®)**
Amiodaron steigert durch seinen antiarrhythmischen Effekt den Erfolg der Defibrillation bei Kammerflimmern (VF) oder instabiler Kammertachykardie (VT) und löste vor einigen Jahren Lidocain als Antiarrhythmikum bei der Reanimation ab. Bei Vorliegen eines defibrillierbaren Rhythmus werden mit dem dritten Schock 300 mg verabreicht. Bei Ausbleiben eines Erfolgs kann mit dem vierten Schock eine repetitive Gabe von 150 mg erfolgen.

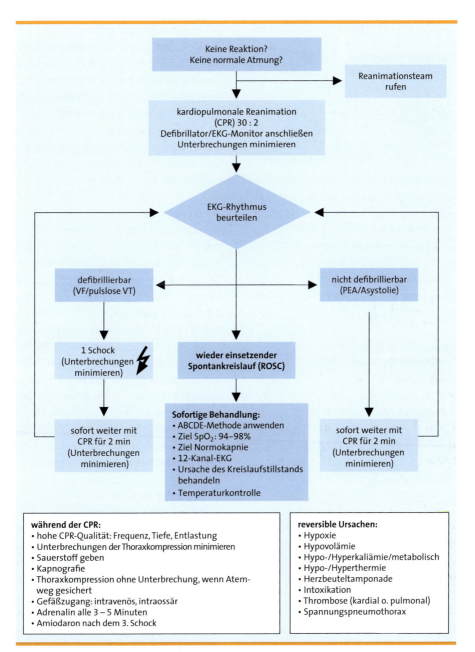

**Abb. 1** ▶ Algorithmus ALS Erwachsene

## 3.1.2 Akutes Koronarsyndrom

**MEDIKAMENTE**

- Acetylsalicylsäure (ASS)
- Heparin
- Morphin
- Nitrate
- Sauerstoff

Die medikamentöse Therapie des akuten Koronarsyndroms (ACS) lässt sich in kausal und symptomatisch einteilen. Während die kausale Behandlung das Ziel hat, den Infarkt in seiner Größe zu begrenzen oder zu verbessern, zielt die symptomatische Behandlung auf die Reduzierung der subjektiven Begleiterscheinungen ab.

kausale Behandlung:
- Thrombozytenaggregationshemmer
- Antithrombine
- Reperfusion

symptomatische Behandlung:
- Nitrate
- Analgesie
- Sauerstoff

### ▶ Acetylsalicylsäure (ASS/Aspirin®)

Die frühzeitige Gabe von ASS führt zu einer Verminderung der Sterblichkeit bei Patienten mit ACS. Solange keine ASS-Unverträglichkeit vorliegt, sollte ASS so früh wie möglich bei allen Patienten mit Verdacht auf ein ACS verabreicht werden. Die initiale Gabe von ASS beträgt 150–300 mg als Kautablette oder alternativ intravenös.

### ▶ Heparin (Liquemin®)

Heparin bindet an verschiedene Antithrombinmoleküle und ist so in der Lage, sowohl die Wirkung der Gerinnungsfaktoren XIIa, XIa, Xa, VIIa, IIa (Thrombin) als auch die Umwandlung von Fibrinogen zu Fibrin zu hemmen. Auf diese Weise dient Heparin der Therapie und Prophylaxe von Thromben. Beim ACS erfolgt die intravenöse Applikation von 5.000 I.E.

### ▶ Morphin (MSI®)

Besonders bei nitrorefraktären Schmerzen ist Morphin das Analgetikum der Wahl. Vor allem die gleichzeitige leichte Sedierung hat bei der Anwendung von Morphin einen positiven Effekt. Mit der Gabe von Morphin sollte in Dosen von 3–5 mg i.v. begonnen werden, sie sollte in Abständen von 5–10 Minuten wiederholt werden, bis der Patient schmerzfrei ist. Neuere Untersuchungen zeigen, dass Morphin die Aufnahme und Aktivierung von Clopidogrel verzögert, sodass bei gleichzeitiger Gabe dieser Medikamente eine effektive Wirkung des Clopidogrel nicht garantiert werden kann.

### ▶ Nitrate (Nitrolingual®)

Nitrate werden schon sehr lange zur Behandlung des ischämischen Brustschmerzes eingesetzt. Durch Relaxierung der glatten Gefäßmuskelzellen kommt es zur Dilatation venöser Kapazitätsgefäße, zur Erweiterung der Koronararterien und in geringem Umfang zur Erweiterung der peripheren Arterien. Die dadurch verursachte Senkung der Vor- und Nachlast führt zu einer Reduzierung des Energie- und Sauerstoffverbrauchs im Myokard. Bei verschlossenen Gefäßen

(Herzinfarkt) führt die Gabe von Nitraten allerdings nicht zu einer Verbesserung der Ischämie, sodass die Größe des Infarktes und das Outcome von der Nitrat-Gabe unabhängig sind. Da es durch die Gefäßdilatation zu einer Entlastung des Myokards mit subjektiver Schmerzlinderung kommt, können Nitrate als Analgetikum beim Herzinfarkt eingesetzt werden. Hierzu erfolgt nach Ausschluss der Kontraindikationen und sorgfältiger Abwägung der Vor- und Nachteile die Gabe von zwei Hüben (0,8 mg) sublingual. Auch wenn die aktuellen Leitlinien einen Einsatz ab einem systolischen Blutdruck > 90 mmHg empfehlen, sollten Nitrate aufgrund der deutlichen Blutdrucksenkung erst bei Blutdrücken > 120 mmHg angewendet werden.

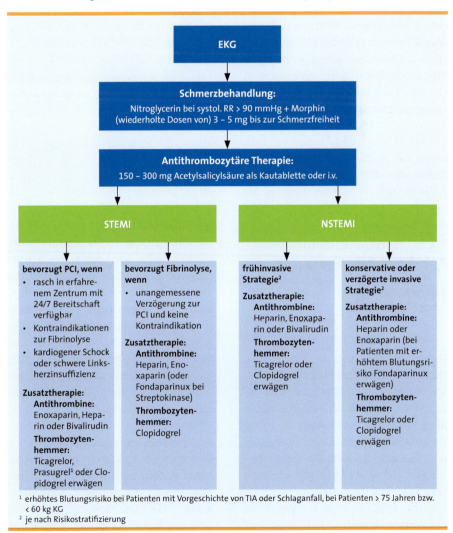

[1] erhöhtes Blutungsrisiko bei Patienten mit Vorgeschichte von TIA oder Schlaganfall, bei Patienten > 75 Jahren bzw. < 60 kg KG
[2] je nach Risikostratifizierung

**ABB. 2** ▶ Verlaufsschema beim akuten Koronarsyndrom (ACS)

### Sauerstoff

Lange Zeit galt Sauerstoff als unbedenklich und wurde allen Patienten mit ACS verabreicht. Durch die Gabe wird der Sauerstoffgehalt im Blut zwar erhöht, doch kommt es gleichzeitig zu einer peripheren Vasokonstriktion mit erhöhter Nachlast und Verringerung der Auswurfleistung des Herzens. Der besseren Sauerstoffversorgung steht also ein erhöhter Sauerstoffbedarf entgegen. Die Vorteile der Sauerstoffgabe überwiegen erst ab einer Sättigung von < 92% die Nachteile der erhöhten Belastung, sodass die Gabe von Sauerstoff seit den Leitlinien 2010 erst ab einer Sättigung von 92–94% oder beim Vorliegen von Komplikationen (z.B. Lungenödem) empfohlen wird. Bei Patienten mit bekannter COPD und der Gefahr der Atemdepression liegt der Zielwert der Sauerstoffsättigung bei 88–92%.

## 3.1.3 Herzinsuffizienz/ Lungenödem

> **MEDIKAMENTE**
>
> - Furosemid
> - Nitrate

Bei der Herzinsuffizienz kommt es aufgrund des verminderten Herzminutenvolumens und der dadurch bedingten mangelnden Ausscheidung zu einer Überwässerung mit Ödembildung. Ziel der Therapie ist deshalb die Steigerung der Herzleistung bei gleichzeitiger Verminderung des Sauerstoffbedarfs. Erreicht wird dies durch Reduktion von Vorlast, Stress und Herzfrequenz. Die Rekrutierung von atelektatischen Bereichen der ödematösen Lunge durch CPAP-Beatmung führt gleichzeitig zu einer Erhöhung des Sauerstoffangebots und vermindert die Atemarbeit. Parallel zur akuten Therapie sollten behandelbare Ursachen für eine akute Dekompensation (z.B. Rhythmusstörung, hypertensive Entgleisung, Ischämie oder Embolisation) ausgeschlossen werden.

Die Therapie der dekompensierten Herzinsuffizienz lässt sich mit dem Akronym **POND** zusammenfassen:

| | |
|---|---|
| **P**ressure | Maskenbeatmung mit PEEP und, wenn möglich, Druckunterstützung (CPAP) |
| **O**xygen | |
| **N**itrate | |
| **D**iuretika | Furosemid |

### Furosemid (Lasix®)

Obwohl die Gabe von Furosemid in der klinischen Therapie den ersten Schritt darstellt, ist die Anwendung aufgrund der mittelfristigen Wirkung in der Präklinik nur bedingt zur initialen Stabilisierung von Patienten mit dekompensierter Herzinsuffizienz geeignet. Bei vorbestehender Therapie mit Diuretika empfiehlt die Leitlinie der Deutschen Gesellschaft für Kardiologie die Dosiserhöhung um den Faktor 2,5.

### Nitrate (Nitrolingual®)

Organische Nitrate wie das Glyceroltrinitrat wirken gefäßrelaxierend, insbesondere auf die venösen Kapazitätsgefäße. Geringer ausgeprägt ist die Wirkung auf die arterielle Strombahn, wo lediglich die größeren Gefäße mit

3 Spezielle Pharmakologie ▶ 3.1 Herz-Kreislauf

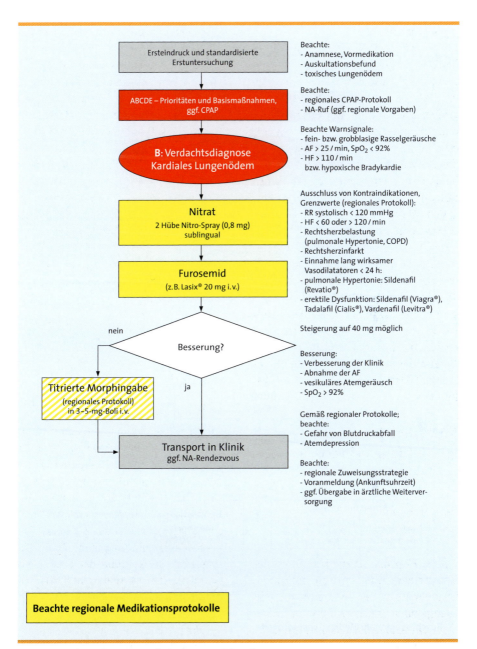

**Abb. 3** ▶ Algorithmus „Kardiales Lungenödem"

3 Spezielle Pharmakologie ▶ 3.1 Herz-Kreislauf

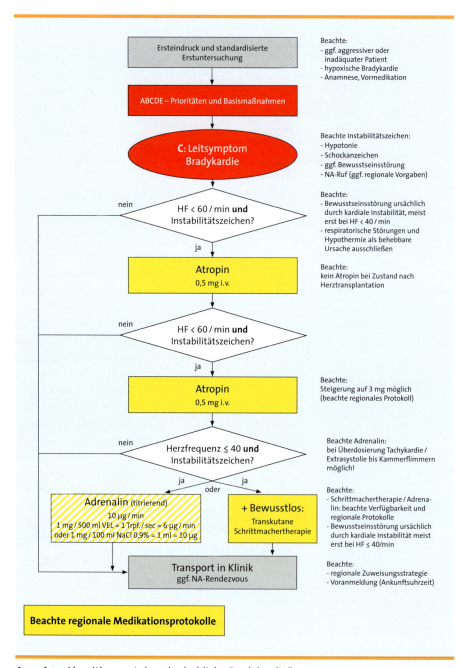

**ABB. 4** ▶ Algorithmus „Lebensbedrohliche Bradykardie"

einem Tonusverlust reagieren. Durch die Venodilatation wird die Vorlast deutlich gesenkt und das Herz in seiner Arbeit entlastet. Geringer als die Vorlastsenkung ist die Nachlastsenkung ausgeprägt. Organische Nitrate sind dementsprechend empfehlenswert insbesondere bei erhaltener Vorlast und gleichzeitigem Lungenödem. Zu Beginn der Therapie sollte der systolische Blutdruck über 120 mmHg liegen und mögliche Kontraindikationen ausgeschlossen werden. Hierzu werden zwei Hübe (0,8 mg) sublingual verabreicht. Die Forderung nach Anlage eines venösen Zugangs vor Therapiebeginn entstammt der Sorge um den akuten Blutdruckabfall bei fehlender Vorlast.

### 3.1.4 Bradykarde Herzrhythmusstörungen

**MEDIKAMENTE**
- Adrenalin
- Atropin

Bradykarde Herzrhythmusstörungen, die mit einer Störung des Bewusstseins einhergehen, werden primär durch externe elektrische Stimulation unter Analgosedierung therapiert. Während für Sinusbradykardien Atropin zur Verfügung steht, können höhergradige Blockierungen durch niedrig dosiertes Adrenalin behandelt werden.

▶ **Adrenalin (Suprarenin®)**
Über die β-stimulierende Wirkung hat Adrenalin sowohl auf Vorhof- als auch auf Kammerebene einen positiv chronotropen und inotropen Effekt. Da bereits 50–100 µg Adrenalin bei vorhandenem Spontankreislauf zu einem Kammerflimmern führen können, muss Adrenalin sehr vorsichtig titriert werden. Bei therapierefraktärer Bradykardie empfiehlt sich die vorsichtige intravenöse Gabe von 10 µg Boli. Da die Wirkdauer von Adrenalin mit 3–5 Minuten sehr kurz ist, kann gegebenenfalls die Verwendung eines Perfusors notwendig sein.

▶ **Atropin**
Über die kompetitive Hemmung der muskarinergen Acetylcholinrezeptoren übt Atropin eine parasympatholytische Wirkung aus. Da der Parasympathikus am Herzen nur Einfluss auf die Vorhofebene hat, eignet sich Atropin zur Behandlung von Sinusbradykardien. Kammerbradykardien lassen sich aufgrund des fehlenden Einflusses nicht mit Atropin behandeln. Zu kleine Dosen (0,1–0,2 mg i.v.) können aufgrund der zentralen Wirkung von Atropin die bestehende Bradykardie verschlimmern und zu einer Asystolie führen. Atropin wird deshalb in Dosen von 0,5 mg i.v. verabreicht. Gegebenenfalls kann die Gabe alle drei Minuten bis zu einer Maximaldosis von 3 mg wiederholt werden.

### 3.1.5 Tachykarde Herzrhythmusstörungen

**MEDIKAMENTE**
- Amiodaron

Die wichtigste Unterscheidung der tachykarden Herzrhythmusstörungen betrifft die Einteilung in hämodynamisch stabil oder instabil. Lediglich

3 Spezielle Pharmakologie ▶ 3.1 Herz-Kreislauf

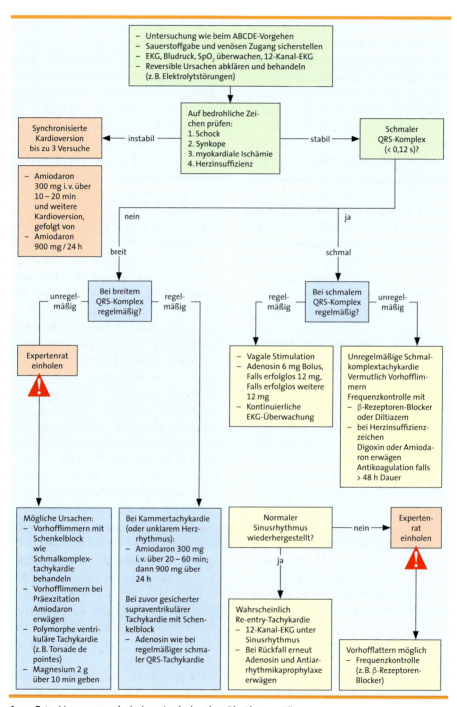

**ABB. 5** ▶ Versorgung bei einer tachykarden Rhythmusstörung

hämodynamisch instabile Rhythmusstörungen sind in der Präklinik von Belang und müssen therapiert werden. Asymptomatische Rhythmusstörungen hingegen sollten in die Klinik gebracht und dort unter kontrollierten Bedingungen therapiert werden. Dabei ist zu beachten, dass auch ein Einbrechen des Herzminutenvolumens (Luftnot, verzögerte Rekapillarisierung, kalte und feuchte Extremitäten) zu den hämodynamisch instabilen Zuständen gezählt werden muss, selbst wenn der Blutdruck noch normal oder sogar erhöht ist.

▶ **Amiodaron (Cordarex®)**

Bei Amiodaron handelt es sich um ein Klasse-III-Antiarrhythmikum, das gleichzeitig eine β-sympatholytische Komponente aufweist. Es kann sowohl bei supraventrikulären als auch bei ventrikulären Tachykardien angewendet werden. Obwohl Amiodaron selbst kaum Wirkung auf den Blutdruck hat, reduziert jedoch das Lösungsmittel die Inotropie des Herzens deutlich und kann bei zu schneller Injektion zum Zusammenbrechen des Kreislaufs führen. Amiodaron soll deshalb als Kurzinfusion mit einer Dosis von 300 mg langsam über 20 Minuten intravenös verabreicht werden. Zudem enthält Amiodaron eine relevante Menge Jod und kann bei Schilddrüsenunterfunktion eine thyreotoxische Krise auslösen. Die Anwendung von Amiodaron bei tachykarden Herzrhythmusstörungen ist laut Pyramidenprozess auf das Vorliegen einer ventrikulären Tachykardie (VT) beschränkt.

## 3.1.6 Hypertensive Entgleisung

**MEDIKAMENTE**
- Nitrate
- Nitrendipin

Eine reine Blutdruckentgleisung ohne akute Organgefährdung bedarf prinzipiell keiner präklinischen Therapie. Interventionspflichtig ist die hypertensive Entgleisung, sobald sie durch Thoraxschmerz, Luftnot, Benommenheit, Parästhesien und/oder Übelkeit/Erbrechen symptomatisch ist. In der Konsequenz sind weniger Gefäßrupturen als vielmehr eine akute Herzinsuffizienz mit folgendem Pumpversagen zu fürchten. Vor Therapiebeginn sind therapierbare Ursachen für den Druckanstieg, wie etwa Schmerzen oder intrazerebrale Blutungen, zu überprüfen. Ziel ist die Senkung des Blutdrucks um maximal 25%, weshalb insbesondere die Kombination mehrerer Substanzen behutsam geschehen sollte.

▶ **Nitrate (Nitrolingual®)**

Die Anwendung von Nitraten zur Blutdrucksenkung stellt bei der jetzigen Medikamentenzulassung einen Off-Label-Use dar. Nitrate sind für die Behandlung einer Hypertonie nicht zugelassen. Aktuell existieren Bestrebungen, das Einsatzspektrum von Nitraten auf die Hypertonie zu erweitern. Wann dies jedoch umgesetzt wird, ist zurzeit unklar.

▶ **Nitrendipin (Bayotensin®)**

Anders als die Kalziumantagonisten vom Verapamil-Typ haben die Dihydropyridine (Nifedipin-Typ) kaum Wir-

3 Spezielle Pharmakologie ▶ 3.1 Herz-Kreislauf

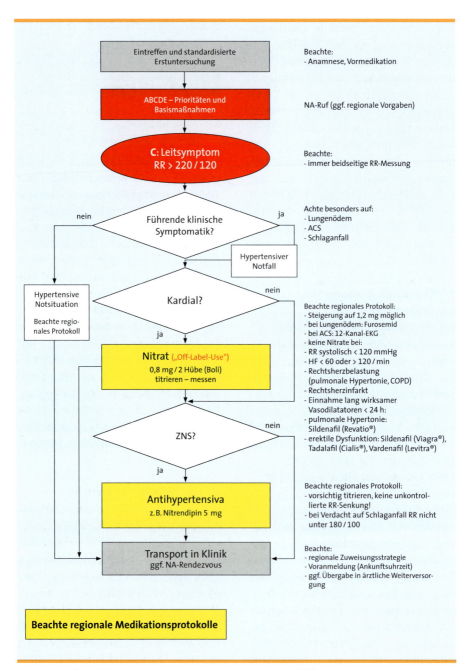

**Abb. 6** ▶ Algorithmus Leitsymptom „Hypertensiver Notfall"

kung auf die Herzmuskulatur und wirken direkt durch Senkung des peripheren Widerstandes durch Relaxation der glatten Gefäßmuskulatur. Bei hypertensiver Entgleisung kann eine Phiole (5 mg) p.o. verabreicht werden.

## 3.1.7 Hypotonie

**MEDIKAMENTE**

- Kristalloide Infusionslösungen
- Kolloidale Infusionslösungen
- Adrenalin (im Rahmen der Anaphylaxie)

Entscheidend für die Therapieauswahl bei Hypotonie ist die Festlegung auf eine vermutete Ursache. Es kann entweder das Herzminutenvolumen über Vorlast, Herzfrequenz und Inotropie gesteigert oder der periphere Widerstand erhöht werden.

▶ **Kristalloide Infusionslösungen (Sterofundin®)**

Kristalloide Infusionen eignen sich besonders zur Therapie von Hypotonien bei verminderter Vorlast (Dehydratation durch Schwitzen oder Dursten, Blutverlust, Medikamentenwirkung). Am häufigsten werden Vollelektrolytlösungen mit einer plasmaähnlichen Zusammensetzung verwendet. Diese Lösungen enthalten neben Natrium und Chlorid noch zusätzlich Kalium, Kalzium und Magnesium in unterschiedlichen Konzentrationen. Aufgrund der starken Umverteilung aus dem Gefäßsystem liegt der reine Volumeneffekt bei 20%. Von 1.000 ml infundierter Vollelektrolytlösung verbleiben 200 ml im Gefäßsystem.

▶ **Kolloidale Infusionslösungen (HAES-steril®)**

Kolloidale Infusionslösungen enthalten zusätzlich zu den Elektrolyten künstliche Kolloide (z.B. Hydroxyethylstärke, HAES), die die Gefäßwand nur schwer überwinden können. Durch die Bindung von Wasser an HAES kann dieses nicht wie bei den kristalloiden Lösungen aus dem Gefäßsystem abdiffundieren, sodass der Volumeneffekt bei der Gabe von HAES 100% beträgt. Dies gilt nur bei physiologisch intakter Gefäßwandfunktion. Bei Zuständen, in denen deren Barrierewirkung im Sinne eines „Capillary leak" herabgesetzt ist, verliert HAES diese Eigenschaften. Es ändert die Vorlast keinen Deut besser als kristalline Lösungen und ist zudem organschädigend. Nachgewiesen ist dies für die Sepsis und Verbrennungen, ließe sich aber auch auf Hypervolämie oder Anaphylaxie übertragen. HAES besitzt aufgrund der Hydroxyethylstärke eine hohe anaphylaktische Potenz, sodass eine sorgfältige Patientenüberwachung gewährleistet sein muss.

▶ **Adrenalin (Suprarenin®)**

Durch die periphere Vasokonstriktion kommt es zu einer Erhöhung der Nachlast mit Anstieg des Blutdrucks. Gleichzeitig kann es durch Stimulation von β-Rezeptoren zu einer Tachykardie kommen. Adrenalin besitzt nur eine kurze Wirkdauer (3–5 min) und ist deshalb gut steuerbar. Bei therapierefraktärer Hypotonie empfiehlt sich die vorsichtige intravenöse Gabe von 10–20 μg Boli. Die Anwendung von Adrenalin zur Kreislaufstabilisierung ist laut Pyramidenprozess auf das Vorliegen einer anaphylaktischen Reaktion beschränkt.

## 3.1.8 Allergische Reaktion/ Anaphylaxie

**MEDIKAMENTE**

- Adrenalin
- Clemastin
- Dimetinden
- Prednisolon
- Ranitidin

Bei der allergischen Reaktion vom Sofort-Typ kommt es durch Bindung von Antikörpern an Mastzellen zur Ausschüttung von Histamin. Die Gabe von Antihistaminika und zellmembranstabilisierenden Medikamenten (Steroide) ist deshalb ein wichtiger Eckpfeiler zur Behandlung der allergischen Reaktion. Dennoch sind Antihistaminika und Steroide nicht Mittel der ersten Wahl. Dies ist in der sehr langen Zeit bis zum Einsetzen ihrer Wirkung von bis zu 30 Minuten begründet. Bis es zu einer Besserung der Histaminwirkung kommt, muss vor allem die $H_1$-Rezeptor-vermittelte Vasodilatation durch die Gabe von gefäßaktiven Medikamenten behandelt werden. Hierzu eignet sich besonders die Gabe von Adrenalin.

▶ **Adrenalin (Suprarenin®)**

Adrenalin verfügt je nach Dosis über eine α- und eine β-sympathomimetische Wirkung. Über die α-Rezeptoren wirkt es der histaminvermittelten Vasodilatation entgegen und erhöht gleichzeitig über die β-Rezeptoren die Auswurfleistung des Herzens durch Steigerung der Ino- und Chronotropie. Obwohl die eigentliche Dosis bei der Bolusgabe von Adrenalin bei 10–20 µg i.v. liegt, kann die enorme Histaminwirkung Bolusgaben von bis 50 µg i.v. nötig machen. Da die Wirkdauer von Adrenalin bei intravenöser Gabe mit 3–5 Minuten sehr kurz ist, müssen bis zum Wirkeintritt der Antihistaminika oftmals mehrfach Adrenalin-Boli verabreicht werden. Gegebenenfalls kann auch die Verwendung eines Perfusors notwendig sein.

Alternativ kann Adrenalin bei fehlendem i.v. Zugang auch intramuskulär verabreicht werden. Dies kann entweder mit Hilfe einer kleinen Kanüle oder, falls vorhanden, eines EpiPen® erfolgen. Hierzu werden 500 µg (EpiPen®: 300 µg) i.m. appliziert. Bei Kindern mit 15–30 kg Körpergewicht die Hälfte (250 µg bzw. Fastinject junior® 150 µg). Da bereits 50–100 µg Adrenalin bei vorhandenem Spontankreislauf zu einem Kammerflimmern führen können, muss die Gabe einer solchen Dosis streng intramuskulär (Aspirationstest) erfolgen. Bei Nichtansprechen auf die i.m. Applikation kann die Gabe je nach Patientenzustand in 5-min-Intervallen wiederholt werden. Bei gleichzeitig bestehender Dyspnoe oder einem Stridor kann auch die Vernebelung von 2–4 mg Adrenalin indiziert sein. Der vasokonstriktive Effekt des Adrenalin führt dabei zu einer abschwellenden Wirkung an der Schleimhaut (siehe auch Asthma/COPD).

▶ **Clemastin (Tavegil®)/Dimetinden (Fenistil®)**

Die Gabe von Antihistaminika ist ein logischer Schritt bei der Behandlung von allergischen Reaktionen. Das wichtigste Ziel ist die Beendigung der $H_1$-vermittelten Vasodilatation. Hierzu kann entweder Clemastin oder Dimetinden verwendet werden. Beide Medi-

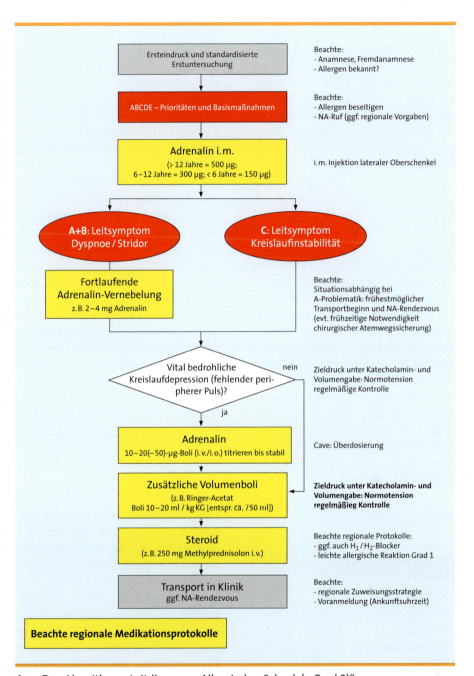

**ABB. 7** ▶ Algorithmus Leitdiagnose „Allergischer Schock (≥ Grad 2)"

kamente verdrängen als kompetitive Antagonisten Histamin vom $H_1$-Rezeptor, sodass dieser nicht mehr aktiviert werden kann. Die Dosis für Clemastin beträgt 2 mg i.v., die von Dimetinden 4 mg i.v. Da der Wirkeintritt beider Medikamente erst nach ca. 20–30 Minuten erfolgt, sollte die Gabe frühzeitig vorgenommen werden.

▶ **Prednisolon (Urbason®, Solu-Decortin®)**

Auch die Gabe von zellmembranstabilisierenden Medikamenten ist ein wichtiger Eckpfeiler bei der Behandlung von allergischen Reaktionen. Dabei wirkt Prednisolon der Mastzelldegranulation entgegen und vermindert so die Histaminausschüttung. Hierzu werden 250 mg Prednisolon intravenös appliziert. Wie auch bei den Antihistaminika ist die Zeit bis zum Wirkeintritt mit ca. 30 Minuten sehr lang, sodass Prednisolon zwar frühzeitig gegeben werden soll, aber nicht Mittel der ersten Wahl zur Behandlung der anaphylaktischen Reaktion ist.

▶ **Ranitidin (Ranibeta®)**

Ranitidin gehört ebenfalls zu der Gruppe der Antihistaminika, blockiert allerdings $H_2$-Rezeptoren. Da es bei Verdrängung des Histamins vom $H_1$-Rezeptor zu einer verstärkten Wirkung am $H_2$-Rezeptor kommen kann, empfiehlt sich die Blockade beider Rezeptoren. Hierzu werden 50 mg intravenös über zwei Minuten verabreicht. Es ist darauf zu achten, dass beim Fehlen eines $H_1$-Blockers Ranitidin nicht allein gegeben werden darf. Hierdurch würde es zu einer verstärkten Wirkung des Histamins am $H_1$-Rezeptor mit Verschlechterung der Kreislaufsituation kommen.

## 3.2 ATMUNG

### Asthma/COPD

**MEDIKAMENTE**
- Ipratropiumbromid
- Prednisolon
- Salbutamol
- Reproterol
- Adrenalin

Asthma und COPD zählen beide zum Formenkreis der obstruktiven Lungenerkrankungen. Auch wenn die Auslöser durchaus unterschiedlich sein können, so führen beide Erkrankungen im Ernstfall zu einer Bronchokonstriktion mit lebensbedrohlichem Sauerstoffmangel. Die Akuttherapie der obstruktiven Erkrankungen im Rettungsdienst basiert aus diesem Grund auf der Verbesserung des Sauerstoffangebots bei gleichzeitiger Bronchodilatation. In diesem Zusammenhang ist die Vernebelung von $\beta_2$-Sympathomimetika (Salbutamol) nahezu weltweit der Eckpfeiler der Therapie und lässt sich je nach Bedarf durch die direkte Kombination mit inhalativen Parasympathikolytika (Ipratropiumbromid) erweitern.

### ▶ Ipratropiumbromid (Atrovent®)

Ipratropiumbromid ist ein synthetischer Abkömmling des Atropins und wie dieser ein Antagonist des Acetylcholins am Muskarinrezeptor. Es wird schlecht resorbiert und kann deshalb gut lokal als Aerosol eingesetzt werden. Es bremst die parasympathische Wirkung an den Bronchien und wirkt so bronchodilatierend. Bei schwerer Obstruktion oder bei Nichtansprechen der Vernebelung mit Salbutamol kann die Vernebelung von Ipratropiumbromid zu einer zusätzlichen Bronchodilatation führen. Da Patienten mit bekanntem Asthma oder COPD oftmals bereits Salbutamol eingenommen haben, empfiehlt sich bei Vorliegen einer schweren Luftnot die direkte Vernebelung von Ipratropiumbromid zusätzlich zum Salbutamol. Hierzu werden 0,5 mg Ipratropiumbromid verabreicht. Diese Gabe kann alle 4–6 Stunden wiederholt werden.

### ▶ Prednisolon (Solu-Decortin®, Urbason®)

Kortikosteroide führen über einen membranstabilisierenden Effekt zu einer Verbesserung der Obstruktion. Da die Zeit bis zum Wirkeintritt ca. 30 Minuten beträgt, eignen sich Steroide nicht zur Akuttherapie. Dennoch sollte die Gabe frühzeitig erwogen werden, um einer späteren Verschlimmerung vorzubeugen. Auch wenn die Anwendung von Steroiden für den Rettungsdienst kaum eine Bedeutung hat, reduziert sie die Aufnahmerate auf die Intensivstation. Aufgrund der Gefahr von Erbrechen sollen Steroide intravenös verabreicht werden. Die initiale Dosis beträgt 250 mg Prednisolon. Kortikosteroide sind bei der exazerbierten COPD nicht unumstritten, da ihre Anwendung zu einer Immunsuppression führt und so einen bestehenden Infekt verschlimmern kann. Aktuell beschränkt sich die Anwendung von Kortikosteroiden im Pyramidenprozess auf das Asthma und die allergische Reaktion.

### ▶ Salbutamol

Die Vernebelung von Salbutamol ist nahezu weltweit der Eckpfeiler der medikamentösen Behandlung beim akuten Asthmaanfall und exazerbierter COPD. Über die Stimulierung der $\beta_2$-Rezeptoren kommt es zu einer Erweiterung der Bronchien und damit zu einer Besserung der Luftnot. Besonders schwere Anfälle können eine kontinuierliche Vernebelung von Salbutamol erforderlich machen, weswegen die Gabe über eine Verneblermaske mit hohem Sauerstoffflow (mind. 8 l/min) erfolgen soll. Initial werden zur Behandlung 2,5–5 mg Salbutamol vernebelt. Gegebenenfalls muss die Gabe alle 15–20 Minuten wiederholt werden. Da vernebeltes Salbutamol in relevanten Dosen auch systemisch aufgenommen wird, kann es während der Vernebelung zu einem deutlichen Anstieg der Herzfrequenz kommen.

### ▶ Reproterol (Bronchospasmin®)

Bei Versagen der inhalativen Anwendung kann die gezielte Betamimese auch intravenös eskaliert werden. Während die Anwendung von vernebelten Bronchodilatatoren zur Behandlung

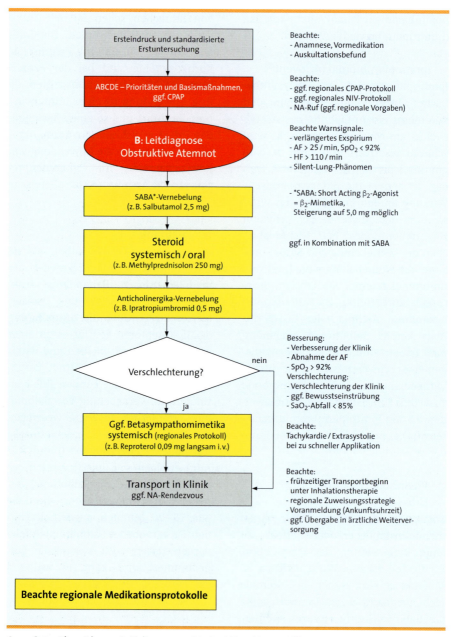

**Abb. 8** ▶ Algorithmus Leitdiagnose „Obstruktive Atemnot"

von akuter, schwerer und lebensbedrohlicher Dyspnoe die erste Wahl darstellt, gibt es bisher keine eindeutigen Hinweise für den Vorteil einer Anwendung von i.v. Bronchodilatatoren. Dementsprechend ist ihre Anwendung in den derzeitigen nationalen Versorgungsleitlinien für die präklinische Anwendung nicht vorgesehen. Die Nebenwirkungen der inhalativen Stimulation der $\beta_2$-Rezeptoren werden eher noch verstärkt. Tachykardie, Kopfschmerzen, Muskelkrämpfe und Zittern können die Folge der Anwendung sein. Auch eine Repetition ist möglich, sollte aber frühestens 10 min nach Erstanwendung erfolgen.

▶ **Adrenalin (Suprarenin®/ InfectoKrupp®)**

Anders als Salbutamol kommt es bei der Vernebelung von Adrenalin neben der Stimulation der $\beta_2$-Rezeptoren auch zu einer Stimulation der $\alpha$-Rezeptoren. Die hieraus resultierende Vasokonstriktion führt zu einem Abschwellen der Schleimhaut. Die Anwendung ist aufgrund der Erhöhung des myokardialen Sauerstoffverbrauchs nicht nur unüblich, sondern auch nicht zu empfehlen. Lediglich in Einzelfällen (Pseudokrupp, allergische Reaktion mit einem Anschwellen der Atemwege) kann die inhalative Anwendung von Adrenalin zusätzliche Vorteile gegenüber der Gabe von Salbutamol bieten. Hierzu werden 2–4 mg per Verneblermaske verabreicht.

## 3.3 STOFFWECHSEL

### Hypoglykämie

**MEDIKAMENTE**

- Glukose

Ziel der Therapie ist die Anhebung des Blutzuckerspiegels auf Werte von über 60 mg/dl.

▶ **Glukose**

Der Akutbedarf lässt sich durch Abschätzung des Blutvolumens überschlägig vermuten. Bei angenommenen 80 ml Blut/kg Körpergewicht werden 8 mg Glukose pro kg Körpergewicht benötigt, um den Blutglukosegehalt akut um 10 mg/dl zu steigern. Je nach Stoffwechsellage wird der Zucker innerhalb weniger Minuten umverteilt.

Oral aufgenommene Glukose muss in ihrer Wirkung gemäß dem Zuckeräquivalent (gemessen in sogenannten „Broteinheiten") abgeschätzt werden. Die Resorption über die Mundschleimhaut erfolgt in Minuten, über den Darm im Bereich von Stunden.

Vereinfacht: 10 g Glukose (1 Broteinheit) heben den Blutzucker (BZ) um 30–40 mg/dl (1,7 mmol/l) an. Da die Wirkdauer von Glukose lediglich 20 min beträgt, sollte der Blutzuckerwert in regelmäßigen Abständen kontrolliert werden, um ein erneutes Absinken frühzeitig zu erkennen.

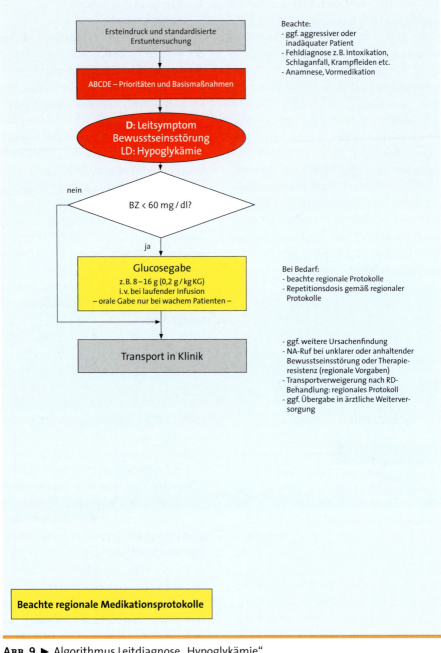

ABB. 9 ▶ Algorithmus Leitdiagnose „Hypoglykämie"

## 3.4 Neurologie

### Epilepsie

> **MEDIKAMENTE**
> - Diazepam
> - Lorazepam
> - Midazolam

80% der Krampfanfälle beschränken sich auf eine Hirnregion und treten als fokale Krampfanfälle auf. Lediglich in 20% der Fälle handelt es sich um generalisierte Krampfanfälle, die den gesamten Kortex betreffen. Während die meisten Krampfanfälle spontan sistieren, kann es in wenigen Fällen zum Auftreten eines Status epilepticus mit vitaler Bedrohung kommen. In diesen Fällen muss der Krampfanfall durchbrochen werden. Je nach Stärke des Anfalls kommen dabei unterschiedliche Therapiestufen zum Einsatz.

▶ **Benzodiazepine**
Benzodiazepine gehören zur Basistherapie bei Krampfanfällen. Ihre Wirkung beruht auf einer Verstärkung der hemmenden GABA-ergen Wirkung im ZNS. Hauptunterschied der Benzodiazepine ist die Halbwertszeit. Hierbei wird in kurz-, mittellang- und langwirksam unterschieden. Auch wenn die Gabe von Diazepam sehr beliebt ist, ergeben sich gleichwohl Probleme: Bedingt durch die Halbwertszeit von 32 Std. sind Patienten nach Behandlung mit Diazepam sehr lange nur bedingt beurteilbar. Dies macht eine zeitnahe neurologische Re-Evaluation schwierig. Um ein frühestmögliches „neurologisches Fenster" zu gewährleisten, eignen sich daher eher kurzwirksame Benzodiazepine wie Midazolam.

▶ Übersicht Medikamente beim Krampfanfall

| Wirkstoff | Handelsname | Halbwertszeit (h) |
|---|---|---|
| Lang wirkend (HWZ > 24 h) | | |
| Clonazepam | Rivotril® | 34 |
| Diazepam | Valium® | 32 |
| Mittellang wirkend (HWZ 5 – 24 h) | | |
| Flunitrazepam | Rohypnol® | 15 |
| Lorazepam | Tavor® | 14 |
| Oxazepam | Adumbran® | 12 |
| Bromazepam | Lexotanil® | 12 |
| Kurz wirkend (HWZ < 5 h) | | |
| Midazolam | Dormicum® | 2,5 |

▶ **Diazepam (Valium®)**
Bei Nicht-Verfügbarkeit von kurzwirksamen Benzodiazepinen kann alternativ Diazepam verwendet werden. Die Gabe kann intravenös oder rektal erfolgen. Kinder mit einem Körpergewicht bis 15 kg erhalten 5 mg rektal. Kinder ab 15 kg erhalten 10 mg rektal.

▶ **Lorazepam (Tavor®)**
Lorazepam ist die aktuell von der Deutschen Gesellschaft für Neurologie empfohlene Initialtherapie für den Rettungsdienst. Die Gabe kann entweder intravenös (2–4 mg) oder bukkal (2,5 mg) erfolgen.

▶ **Midazolam (Dormicum®)**
Aufgrund der kurzen Wirkdauer von ca. einer Stunde eignet sich Midazolam sehr gut zum Durchbrechen von Krampfanfällen. Midazolam kann sowohl intravenös (5 mg) als auch intranasal (10 mg) verabreicht werden.

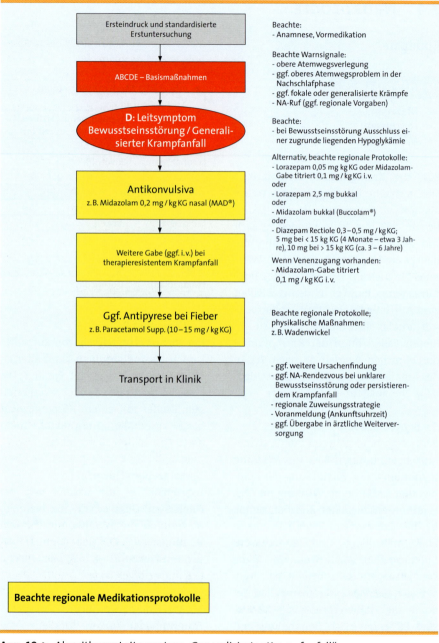

**Abb. 10** ▶ Algorithmus Leitsymptom „Generalisierter Krampfanfall"

## 3.5 Infektiologie

### Sepsis

> **MEDIKAMENTE**
> - Kristalloide Infusionslösungen

Sepsis ist die Antwort des Körpers auf eine Infektion. Die Diagnose setzt sich zusammen aus dem Erkennen dieser Reaktion mit Fieber, Tachykardie, Tachypnoe und (innerklinisch) Leukozytose sowie der Begründung dieser Symptome durch eine Infektion als Ursache. Der zentrale Pathomechanismus der Sepsis ist das Zusammenbrechen der Glykokalix als Träger der Gefäßbarriere für Wasser, mit der Folge von Ödembildung und intravasalem Volumenmangel. Ziele der Therapie sind die frühe Stabilisierung und eine erfolgreiche Antibiotikatherapie. Jede Stunde Zeitverlust lässt die Überlebensrate um rund 7% sinken.

▶ **Kristalloide Infusionslösungen (Sterofundin®)**
Obwohl der Volumeneffekt bei septischen Patienten geringer ist als im Normalfall, reduziert die frühe präklinische Volumengabe die Gesamtsterblichkeit. Patienten, bei denen der Verdacht auf eine Sepsis besteht, sollten 1.000 ml Vollelektrolytlösung erhalten (siehe auch → Hypotonie).

## 3.6 Intoxikation

> **MEDIKAMENTE**
> - Atropin (Intoxikation mit Alkylphosphaten)
> - Naloxon (Intoxikation mit Opioiden)

▶ **Atropin**
Alkylphosphate werden in der Schädlingsbekämpfung eingesetzt (z.B. E605) und führen durch eine irreversible Hemmung der Acetylcholinesterase zu einer Parasympathikotonie. Als spezifisches Antidot wird Atropin eingesetzt. Hierdurch kommt es zu einer kompetitiven Hemmung der muskarinergen Acetylcholinrezeptoren. Die initiale Dosis beträgt 5 mg. Die repetitive Gabe erfolgt je nach Situation bis zum Verschwinden der Vagussymptomatik (Bradykardie, erhöhter Speichelfluss).

▶ **Naloxon (Narcanti®)**
Naloxon dient als Antidot für Intoxikationen mit Morphinderivaten. Neben den herkömmlichen Applikationswegen kann Naloxon auch intranasal verabreicht werden. In der praktischen Anwendung empfiehlt sich zunächst die Verabreichung von 0,4 mg s.c. als Depot, falls im Verlauf kein i.v. Zugang etabliert werden kann oder nach übermäßiger i.v. Applikation der wiedererwachte Patient sich einer weiteren Behandlung entzieht. Kommt es bei

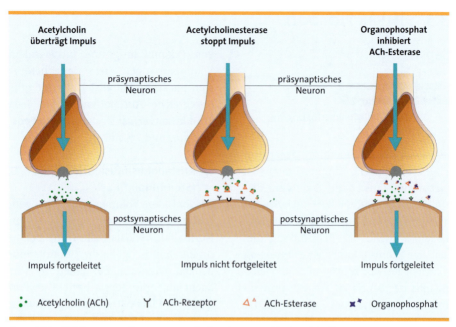

**ABB. 11** ▶ Wirkung von Organophosphaten im synaptischen Spalt

Vorliegen einer typischen Klinik trotz Naloxongabe zu keiner Besserung, muss an ein Bodypackersyndrom (Freisetzung von Opioiden im Gastrointestinaltrakt zwecks Drogenschmuggels) gedacht und die Naloxondosis erhöht werden. Aufgrund des häufig aggressiven Auftretens der Patienten nach Antagonisierung ist auf eine vorsichtige Titration zu achten.

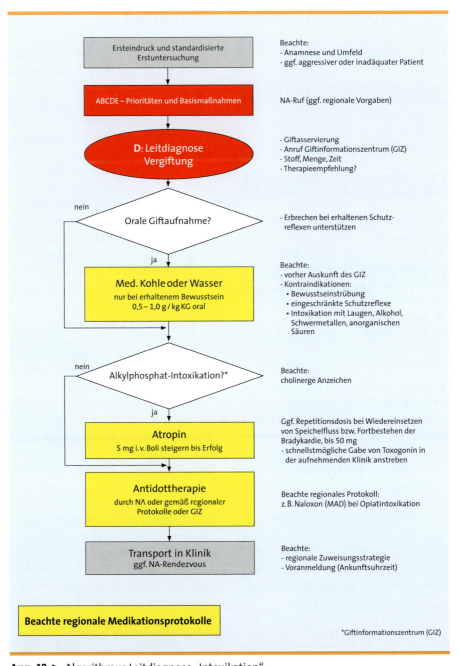

**Abb. 12** ▶ Algorithmus Leitdiagnose „Intoxikation"

## 3.7 Schmerz und Analgosedierung

### 3.7.1 Analgesie

**MEDIKAMENTE (NICHT-OPIATE)**
- Ibuprofen
- Metamizol
- Paracetamol

**MEDIKAMENTE (OPIATE)**
- Fentanyl
- Morphin
- Piritramid

**MEDIKAMENTE (SONSTIGE ANALGETIKA)**
- Butylscopolamin
- (Es-)Ketamin

Schmerz ist eine subjektive Empfindung, die physiologisch eine warnende Wirkung hat. Es lassen sich Intensität (von gering bis unerträglich) und Charakter (brennend, drückend, dumpf, stechend) unterscheiden. Aufgrund der individuellen Wahrnehmung können Schmerzen auch eine ausgeprägte emotionale Komponente haben. Dies macht zum einen die Notwendigkeit der Therapie vom jeweiligen Patienten abhängig und eröffnet zum anderen die Möglichkeit der nicht-medikamentösen Schmerztherapie (Zuwendung, Ablenkung). Je nach Art und Lokalisation sprechen Schmerzen auch auf physikalische Therapie an. Wärme und Kälte, aber auch Alternativempfindungen (Pusten, Drücken, Reiben) können zu einer Minderung der Schmerzwahrnehmung führen.

Je nach Rezeptorwirkung lassen sich Analgetika in zwei Gruppen einteilen:
- nicht-opioide Analgetika: In diese Gruppe fallen alle Medikamente, die nicht über einen Opiatrezeptor ihre analgetische Wirkung entfalten. Medikamente dieser Gruppe fallen nicht unter das Betäubungsmittelgesetz. Zu ihnen gehören auch die nicht-steroidalen Antirheumatika (NSAR).
- opioide Analgetika: Hierunter fallen alle Wirkstoffe, die über einen Opiatrezeptor eine analgetische Wirkung ausüben.

#### NICHT-OPIOIDE ANALGETIKA
▶ **Ibuprofen**

Ibuprofen gehört zu der Gruppe der NSAR und wurde bereits in den 50er Jahren entwickelt. Seit 1989 ist Ibuprofen in Deutschland zur Behandlung von Schmerz und Fieber, auch bei Kindern, zugelassen. Es hemmt reversibel die Cyclooxygenasen I und II, die aus Arachidonsäure Botenstoffe für Schmerz-

| ▶ Wirkprofil nicht-opioider Analgetika | | | | |
|---|---|---|---|---|
| | analgetisch (schmerzhemmend) | antiphlogistisch (entzündungshemmend) | antipyretisch (fiebersenkend) | spasmolytisch (krampflösend) |
| Ibuprofen | +++ | + | + | ++ (Uterusmuskulatur) |
| Metamizol | +++ | 0 | +++ | +++ |
| Paracetamol | ++ | 0 | ++ | 0 |

empfindung, Entzündung, Gefäßneubildung und Thrombozytentätigkeit herstellen (Prostaglandine, Thromboxane). In geringen Dosierungen wirkt Ibuprofen analgetisch und antipyretisch (fiebersenkend), ab 600 mg Einzeldosis auch entzündungshemmend. So wie alle NSAR hemmt es ebenfalls die Thrombozytenfunktion. Dieser Effekt ist jedoch reversibel. Da es mit ASS um den gleichen Wirkort konkurriert, kann die parallele Daueranwendung bei Risikopatienten zu einer erhöhten Rate von kardiovaskulären Ereignissen führen. Ibuprofen kann oral oder rektal in gleicher Dosis gegeben werden.

▶ **Metamizol (Novalgin®)**
Im Vergleich zu anderen NSAR hat Metamizol eine stärkere analgetische Potenz. Gleichzeitig besitzt Metamizol glattmuskelrelaxierende Eigenschaften, die es insbesondere bei kolikartigen Schmerzen wertvoll machen. Die zu schnelle intravenöse Applikation kann zum Zusammenbrechen des peripheren Widerstands bis hin zum Kreislaufstillstand führen, weshalb die Gabe stets als Kurzinfusion erfolgen soll. In einigen europäischen Ländern (Schweiz) und den USA ist Metamizol nicht zugelassen, da es in Einzelfällen eine lebensbedrohliche Agranulozytose (Störung der Bildung weißer Blutkörperchen) auslösen kann.

▶ **Paracetamol (Perfalgan®)**
Das in den USA Acetaminophen genannte Medikament wird seit 1887 zur Analgesie und Fiebersenkung verwendet. Anders als andere NSAR ist Paracetamol nicht entzündungshemmend. Dafür wirkt es jenseits der Cyclooxygenase-Hemmung auch an den endogenen Serotonin- und Cannabinoidrezeptoren, was die schwach entspannende, beruhigende und euphorisierende Wirkung begründet. Paracetamol zeigt in empfohlenen Dosen nur sehr wenige Nebenwirkungen. Eines seiner Abbauprodukte, das N-Acetyl-p-benzochinonimin (NAPQI), ist jedoch hoch reaktiv und dementsprechend toxisch. NAPQI wird durch sofortige Glucuronidierung inaktiviert. Bei sehr hohen Dosen kommt es zur Erschöpfung der Glucuronidierung und als Folge zur umfangreichen Zerstörung von Lebergewebe mit anschließendem Leberversagen. Aus diesem Grund darf Paracetamol nur in einer Dosis von 500 mg/Tablette verkauft werden. Für Suppositorien sind dagegen 1.000 mg durchaus üblich. Bis zu einer Dosis von 150 mg/kg KG (80-kg-Patienten: 12 g = 24 Tabletten) ist jedoch nicht mit Schäden zu rechnen.

## OPIOIDE ANALGETIKA
Bei den Opioiden handelt es sich um eine Stoffgruppe, die sich durch eine morphiumartige Wirkung an den Opioidrezeptoren definiert. Insbesondere die Wirkung an den μ-Rezeptoren (griech. „m") entfaltet dabei die gewünschte analgetische und sedierende, aber auch atemdepressive Wirkung. Das komplexe Zusammenspiel aus insgesamt fünf bekannten und weiteren unbekannten Rezeptoren sowie das Vorhandensein von agonistischer, aber auch antagonistischer Wirkung macht die Unterschiede in der Vielzahl der Opioide aus. Präklinisch sind lediglich die „reinen Agonisten" von Interesse.

| ▶ Charakteristik opioider Analgetika | | | |
|---|---|---|---|
| | rel. Potenz | Anschlagszeit | Wirkdauer |
| Morphin | 1 | 5–10 min | 3–5 h |
| Fentanyl | 100–300 | 2–3 min | 20–30 min |
| Piritramid | 0,7 | ca. 5 min | 4–6 h |

### ▶ Morphin (MSI®)

Morphin gehört zu der Gruppe der starken Analgetika und wird entweder synthetisch hergestellt oder aus dem Saft des Schlafmohns (Papaver somniferum) gewonnen. Es ist der „Veteran" unter den Opiaten und gilt als Referenzgröße für die Wirksamkeit. Morphin weist eine ausgeprägte euphorisierende und sedierende Wirkung auf und kann sowohl intravenös als auch subkutan oder intramuskulär injiziert werden. Auch eine orale Anwendung ist möglich, wobei Morphin nur schlecht resorbiert wird (Bioverfügbarkeit 20–40%). Zur Analgesie von starken Schmerzen wird Morphin langsam titriert in Boli à 2 mg i.v. verabreicht.

### ▶ Fentanyl

Im Vergleich zu Morphin besitzt Fentanyl eine analgetische Potenz von ca. 100–300. Die verwendeten Dosen sind deshalb entsprechend geringer. Die Halbwertszeit ist deutlich kürzer als die von Morphin und durch die Umverteilung im Körper bedingt. Besonders bei wiederholter Gabe kann sich die Wirkdauer aufgrund gefüllter Speicher deutlich verlängern. In Extremfällen (Langzeitanwendung auf Intensivstation) kann sie im Bereich von Tagen liegen. Präklinisch wird Fentanyl häufig zur Narkoseeinleitung verwendet, kann aber auch zur Analgesie benutzt werden.

### ▶ Piritramid (Dipidolor®)

Piritramid ist bei äquipotenter Dosierung etwas stärker sedierend als Morphin, weist aber gleichzeitig weniger Nebenwirkungen (Übelkeit, Erbrechen, Hypotonie) auf. Die Atemdepression ist bei beiden Medikamenten ähnlich stark ausgeprägt. Aufgrund der langen Wirkdauer lässt sich Piritramid bei akuten Schmerzen gut einsetzen und wird auch im klinischen Alltag häufig angewendet.

## Sonstige Analgetika
### ▶ Butylscopolamin (Buscopan®)

Hierbei handelt es sich um einen Antagonisten am Muskarinrezeptor. Durch die vermittelte Parasympathikolyse kommt es, analog zum Atropin, zu Tachykardien, Mundtrockenheit und dem Erschlaffen von glatter Muskulatur. Mit dieser Wirkung findet Butylscopolamin Einsatz bei Nieren- und Gallenkoliken, ebenso wie bei abdominellen Krämpfen und Menstruationsbeschwerden. Hierzu werden 20 mg langsam titriert i.v. verabreicht.

### ▶ Ketamin (Ketanest®)

Durch die Wirkung am NMDA-Rezeptor hat Ketamin jenseits seiner dissoziativen (bewusstseinstrennenden) Eigenschaften auch primär analgetische Wirkung. In niedrigen Dosen ergänzt es die Wirkung von Nicht-Opiaten wie NSAR. Die in höherer Dosis eintretende Dissoziation kann mit äußerst unangenehmen, wahnhaften Fantasien verknüpft sein, weshalb spätestens dann eine begleitende Sedierung mit Benzodiazepinen erfolgen sollte. Auch wenn sich die Wahrscheinlichkeit für das Auftreten von Halluzinationen durch die Einführung von (Es-)Ketamin im Vergleich zu Ketamin deutlich verringert hat, kann es auch unter (Es-)Ketamin zu schweren Wahnvorstellungen kommen (siehe auch → ANALGOSEDIERUNG).

### 3.7.2 Analgosedierung

> **MEDIKAMENTE (NICHT-OPIATE)**
> - (Es-)Ketamin
> - Midazolam

Die Übergänge von Analgesie über Analgosedierung bis zur Narkose verlaufen fließend. Bleibt das Bewusstsein im Rahmen der Analgesie weitestgehend unbeeinflusst, ist es bei der Narkose als Therapieziel vollständig aufgehoben. Die Analgosedierung bewegt sich in den schillernden Graubereichen dazwischen. Ziel ist die Abschottung des Patienten vor unangenehmen und/oder schmerzhaften Außeneinflüssen, ohne einen Verlust von Atmung und Schutzreflexen herbeizuführen. Dies wird zumeist durch die Auslösung einer ante- wie retrograden Amnesie in Verbindung mit einer potenten Analgesie erreicht. So wird innerklinisch für Magenspiegelungen eine Analgosedierung, für Operationen am Magen eine Narkose eingesetzt.

Rettungsdienstlich wird eine Analgosedierung zumeist durch die Kombination von (Es-)Ketamin (Analgesie) und Midazolam (Sedierung) ausgelöst. Basis der Analgosedierung ist die analgetische und auch hypnotische Komponente des (Es-)Ketamin. Die Gabe von Midazolam soll dabei die unerwünschten Nebenwirkungen (z.B. wahnhafte Fantasien) des (Es-)Ketamin unterdrücken.

Wird (Es-)Ketamin durch Opiate ersetzt, muss aufgrund der Reduktion des Atemantriebs vorsichtiger dosiert werden.

Die Indikation zur Analgosedierung sollte im Rettungsdienst sehr streng gestellt werden. Im Vergleich zum klinischen Alltag haben Patienten im Rettungsdienst ein deutlich erhöhtes Risiko, das nicht zuletzt durch den Grund des Notfalls (z.B. eingeklemmter Patient mit bestehender Kreislaufinstabilität) bedingt ist. Hinzu kommen weitere Aspekte wie:
- erhöhte Aspirationsgefahr (alle Notfallpatienten gelten als nicht nüchtern)
- eingeschränkte Anamnesemöglichkeit (Allergien, Vorerkrankungen, Medikamentenunverträglichkeiten)
- bestehende Kreislaufinstabilität (kann durch Analgosedierung verschlimmert werden)
- ungünstige Gegebenheiten (Zeitdruck, Umgebung, Personal)
- ggf. Beatmungs- oder Intubationsprobleme (bei zu tiefer Analgosedierung)
- klinisch-neurologische Diagnostik (z.B. beim Schädel-Hirn-Trauma) nur noch eingeschränkt oder gar nicht möglich.

# 4 Fallübungen

Lösungen und Kommentare zu den folgenden Fallübungen: S. 81 bis 97.

## Fall 1

**DI., 10.30 UHR,
CHIR. 1, ARMFRAKTUR**

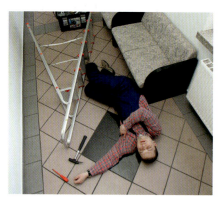

**ABB. 1** ▶ Pat. 38 Jahre, männlich, von der Leiter auf den Arm gefallen

| | |
|---|---|
| **A:** | Atemweg frei, stöhnender Patient |
| **B:** | VAG bds., SpO$_2$ 96% |
| **C:** | Rekap. < 2 sec, RR 150/90 mmHg, HF 106/min |
| **D:** | GCS 15, kein neurol. Defizit, Pupillen isokor |
| **E:** | Schmerzen NRS 10, sichtbare Fehlstellung des Oberarms, BZ 102 mg/dl, Temp. 35,4 °C |

**FRAGEN:**

1. Bestellen Sie einen Notarzt zur Einsatzstelle?
2. Welche Angaben zur Anamnese erachten Sie für den direkten weiteren Verlauf als besonders wichtig?
   1.) Allergien
   2.) Medikamente
   3.) Vorerkrankungen
   4.) Letzte Mahlzeit
   5.) Ereignisse in Bezug auf den Notfall
3. Für eine Analgosedierung mit S-Ketamin würden Sie, nach vorheriger Midazolam-Gabe, unter Verwendung von 50-mg-/2-ml-Ampullen und eines Patientengewichts von 80 kg wie viel ml als Gabe erwarten?
   1.) 0,1–0,2 ml
   2.) 1,6–2,5 ml
   3.) 0,4–0,8 ml
   4.) 2,5–5 ml
   5.) 5–8 ml

## Fall 2

```
FR., 19.45 UHR,
CHIR. 1, STURZ
```

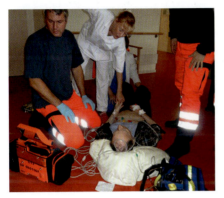

**ABB. 2** ▶ Pat. 84 Jahre, männlich, an der Teppichkante weggerutscht

| | |
|---|---|
| **A:** | Atemweg frei, stöhnender Patient |
| **B:** | spastisches AG, vereinzelte RG, SpO$_2$ 84%, O$_2$ diskonnektiert |
| **C:** | Rekap. ca. 2 sec, RR 190/100 mmHg, HF 89/min, arr. |
| **D:** | GCS 15, kein neurol. Defizit, Pupille li. > re. |
| **E:** | Schmerzen NRS 7–8 rechte Hüfte/Oberschenkel, BZ 192 mg/dl, Temp. 37,5 °C |

**FRAGEN:**
1. Bestellen Sie einen Notarzt zur Einsatzstelle?
2. Eine suffiziente Analgesie ist das Recht jedes Patienten und gehört zu den ureigensten Aufgaben des Rettungsdienstes. Trifft das Ihrer Ansicht nach zu?
3. Es wird folgende Anamnese erhoben:
   - Allergien: Penicillin, Jod
   - Medikamente: Bisoprolol, Amlodipin, Metformin, Marcumar, Simvastatin, Ramipril, Budesonid DA, Foster DA, Salbutamol b. Bed., Torasemid, Zopiclon z. Nacht, Lantus am Abend, Actrapid n. BZ
   - Vorerkrankungen in einem Arztbrief: COPD Gold IV°, AA bei VHF, KHK mit Z.n. ACVB, ICM NYHA IV°, pAVK III°, IDDM
   - Letzte Mahlzeit vor 35 Minuten.

Welche Analgesie würden Sie empfehlen?

## Fall 3

### DI., 8.45 UHR, NACHFORDERUNG

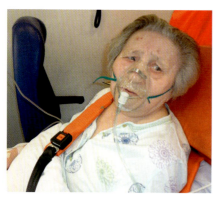

**Abb. 3** ▶ Pat. 73 Jahre, weiblich, Nachforderung vom KTW, Luftnot, AZ-Verschlechterung

| | |
|---|---|
| A: | Patientin antwortet, kurzatmig |
| B: | VAG bds., grobe RG, SpO$_2$ 86% |
| C: | Rekap. ca. 2 sec, RR 175/85 mmHg, HF 149/min, arr. |
| D: | GCS 15, Pupillen isokor |
| E: | BZ 125 mg/dl, Temp. 36,5 °C |

FRAGEN:
1. Wie lautet das führende Problem der Patientin (ABCDE)?
2. Bestellen Sie einen Notarzt zur Einsatzstelle?
3. Welchen Therapieansatz halten Sie für vielversprechend?
   1.) Volumengabe
   2.) Herzfrequenzsenkung
   3.) CPAP/ASB-Beatmung
   4.) Diuretika
   5.) Opiatgabe

## Fall 4

### SO., 1.34 UHR, AKUTES ABDOMEN

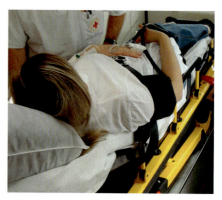

**Abb. 4** ▶ Pat. 38 Jahre, weiblich, seit 23.00 Uhr plötzlich beginnende, krampfartige Schmerzen des rechten Oberbauches mit Ausstrahlung in die Schulter

| | |
|---|---|
| A: | frei |
| B: | VAG bds., SpO$_2$ 96% |
| C: | Rekap. < 2 sec, RR 140/85 mmHg, HF 92/min |
| D: | GCS 15, Pupillen isokor |
| E: | BZ 145 mg/dl, Temp. 37,5 °C, Schmerzen NRS 2 (im Intervall)/10 (in der Kolik) |

FRAGEN:
1. Welches Medikament würden Sie zur Analgesie empfehlen/verwenden?
   1.) Buscopan
   2.) Novalgin
   3.) Morphin
   4.) Ketanest/Dormicum
   5.) keines

2. Welche Aussage trifft auf Metamizol (Novalgin®) zu?
   1.) kann bei schneller Gabe ein Zusammenbrechen des Gefäßwiderstandes und Kreislaufstillstand auslösen
   2.) kann noch nach Tagen zu einer ggf. tödlichen Neutropenie führen
   3.) ist in Großbritannien, Irland, Schweden, Norwegen und den USA nicht zugelassen
   4.) ist ein ebenso starkes Analgetikum wie Morphin
   5.) kann inhaliert werden.

## Fall 5

**Mi., 10.52 Uhr, V.a. Infarkt**

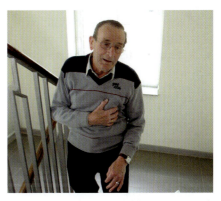

**Abb. 5** ▶ Pat. 73 Jahre, männlich, seit 10.49 Uhr schnell entstehender Brustschmerz

| A: | frei |
|---|---|
| B: | VAG bds., $SpO_2$ 96% |
| C: | Rekap. < 2 sec, RR 130/85 mmHg, HF 85/min |
| D: | GCS 15, Pupillen isokor |
| E: | BZ 92 mg/dl, Temp. 35,6 °C, Schmerzen NRS 8 |

**Fragen:**
1. Welche Medikamente verbessern regelhaft das Überleben beim ST-Hebungsinfarkt?
   1.) Morphin
   2.) Sauerstoff
   3.) Nitro
   4.) ASS
   5.) Clopidogrel/Brilique® und ähnliche
   6.) Betablocker
   7.) Heparin

2. Wann sollte eine Fibrinolyse im Rettungsdienst erwogen werden?
   1.) bei anhaltender Asystolie und dem Verdacht auf einen Infarkt als Ursache
   2.) bei einer zu erwartenden Transportzeit von > 30–60 Minuten
   3.) bei anhaltender Asystolie und dem Verdacht auf eine Lungenembolie als Ursache
   4.) bei einem vorangegangenen Schlaganfall und folgendem STEMI
   5.) unabhängig von der weiteren Therapie.

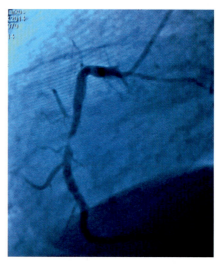

**Abb. 5.3** ▶ Gefäß vor Intervention

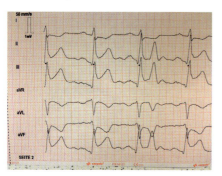

**Abb. 5.1** ▶ Extremitätenableitungen

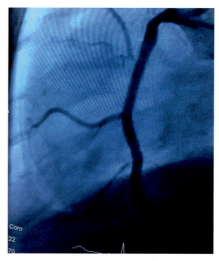

**Abb. 5.4** ▶ Gefäß nach Intervention

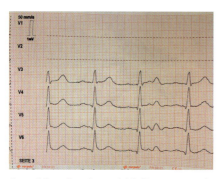

**Abb. 5.2** ▶ Brustwandableitungen, zwei Elektroden durch Schweiß verrutscht

## Fall 6

**MO., 2.22 UHR, ATEMNOT**

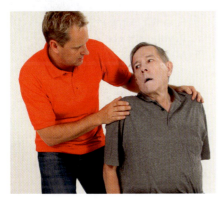

**ABB. 6** ▶ Pat. 68 Jahre, männlich, seit Tagen zunehmende Luftnot, jetzt geht's nicht mehr

| | |
|---|---|
| **A:** | Orthopnoe, spricht |
| **B:** | extrem leises AG bds., Pfeifen, SpO$_2$ 88% unter 6 l Heim-O$_2$ |
| **C:** | Rekap. < 2 sec, RR 145/85 mmHg, HF 92/min, rhythm. |
| **D:** | GCS 15, Pupillen isokor |
| **E:** | BZ 146 mg/dl, Temp. 37,6 °C |

**FRAGEN:**

1. Welches führende Problem hat der Patient?
   1.) A-Problem
   2.) B-Problem
   3.) C-Problem
   4.) D-Problem
   5.) E-Problem

2. Welchen Therapieansatz halten Sie für vielversprechend?
   1.) Salbutamol-/Atrovent-Inhalation
   2.) Magnesium i.v.
   3.) CPAP-/ASB-Beatmung
   4.) Morphin
   5.) Theophyllin
   6.) Midazolam
   7.) Reproterol i.v.

## Fall 7

**FR., 14.12 UHR,
KOPFSCHMERZ**

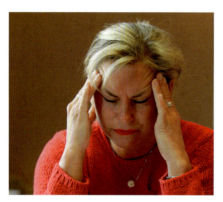

**ABB. 7** ▶ Pat. 63 Jahre, weiblich, seit dem Vormittag zunehmender Kopfschmerz

| | |
|---|---|
| **A:** | frei |
| **B:** | VAG bds., SpO$_2$ 98% |
| **C:** | Rekap. < 2 sec, RR 198/104 mmHg, HF 75/min, rhythm. |
| **D:** | GCS 15, Pupillen isokor |
| **E:** | BZ 109 mg/dl, Temp. 36,2 °C |

FRAGEN:

1. Welches führende Problem hat die Patientin?
   1.) A-Problem
   2.) B-Problem
   3.) C-Problem
   4.) D-Problem
   5.) E-Problem

2. Sollte der Notarzt nachgefordert werden?

3. Welche Medikamente in welcher Dosierung und über welchen Applikationsweg bieten sich zur Therapie einer hypertensiven Krise an?
   1.) Nitro 2 Hübe
   2.) Ebrantil 50 mg i.v.
   3.) Ebrantil 15 mg i.v.
   4.) Bayotensin s.l.
   5.) Metoprolol 5 mg i.v.

## Fall 8

```
DI., 11.17 UHR,
APOPLEX
```

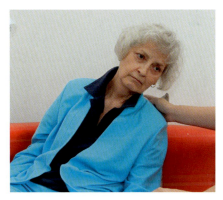

**ABB. 8** ▶ Pat. 86 Jahre, weiblich, nicht ansprechbar, bewegt sich nicht

| A: | frei |
|---|---|
| B: | VAG bds., rechts RG, SpO$_2$ 94% |
| C: | Rekap. < 2 sec, RR 90/50 mmHg, HF 92/min, rhythm. |
| D: | GCS 14, Pupillen li. > re., keine verbale Reaktion |
| E: | BZ 219 mg/dl, Temp. 39,2 °C |

**FRAGEN:**

1. Wie viel Prozent aller Patienten mit schwerer Sepsis versterben im septischen Schock?
   1.) rund 10%
   2.) rund 15%
   3.) rund 25%
   4.) rund 50%
   5.) rund 70%

2. Mit jeder Stunde, die bis zur Gabe eines passenden Antibiotikums verstreicht, erhöht sich die Sterblichkeit um rund wie viel Prozent?
   1.) 1%
   2.) 2%
   3.) 7%
   4.) 10%
   5.) 50%

3. Welcher Therapieansatz ist für Sie vielversprechend?
   1.) Senkung der Herzfrequenz mit Metoprolol
   2.) Fiebersenkung mit Novalgin®
   3.) Blutdrucksteigerung mit Akrinor®
   4.) Steigerung der Sättigung mit Sauerstoff
   5.) großzügige Gabe von kristalliner Infusionslösung

## Fall 9

**MO., 23.40 UHR, FIEBERKRAMPF**

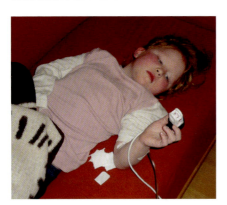

**ABB. 9** ▶ Pat. 4 Jahre, männlich, fieberhafter Infekt, von der Mutter krampfend im Bett gefunden

| | |
|---|---|
| A: | frei |
| B: | VAG bds., SpO$_2$ 98% |
| C: | Rekap. < 2 sec, RR 115/75 mmHg, HF 126/min, rhythm. |
| D: | GCS 13, aufklarend, Pupillen isokor |
| E: | BZ 119 mg/dl, Temp. 38,7 °C |

FRAGEN:

1. Welches führende Problem hat der Patient?
   1.) A-Problem
   2.) B-Problem
   3.) C-Problem
   4.) D-Problem
   5.) E-Problem

2. Sollte der Notarzt nachgefordert werden?

## Fall 10

**SO., 8.45 UHR, ZUCKERSCHOCK**

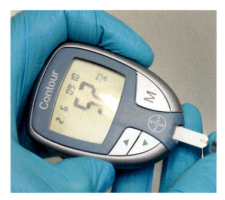

**ABB. 10** ▶ Pat. 28 Jahre, bekannte Diabetikerin, 68 kg, gestern spät zu Hause

| | |
|---|---|
| A: | frei |
| B: | VAG bds., SpO$_2$ 90% |
| C: | Rekap. < 2 sec, RR 145/90 mmHg, HF 86/min, rhythm. |
| D: | GCS 6, Pupillen verzögert lichtreagibel |
| E: | BZ 37 mg/dl, Temp. 35,2 °C |

FRAGE:

1. Wie viel Glukose wird intravenös benötigt, um den Blutglukosespiegel auf ca. 80 mg/dl zu heben?
   1.) 10 ml Glucose 10%
   2.) 500 ml Glucose 5%
   3.) 10 ml Glucose 5%
   4.) 5 ml Glucose 40%
   5.) 5 ml Glucose 20%

## Fall 11

**SA., 19.15 UHR, ANAPHYLAXIE**

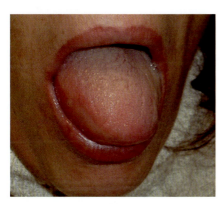

**ABB. 11** ▶ Pat. 42 Jahre, Sängerin mit Walnussallergie, Salat gegessen, jetzt Ausschlag und Gesichtsrötung/-schwellung

| A: | frei |
|---|---|
| B: | VAG bds., dez. Spastik, $SpO_2$ 98% |
| C: | Rekap. < 2 sec, RR 90/60 mmHg, HF 104/min, rhythm. |
| D: | GCS 15, Pupillen isokor |
| E: | BZ 132 mg/dl, Temp. 36,1 °C |

FRAGEN:
1. Welches führende Problem hat die Patientin?
   1.) A-Problem
   2.) B-Problem
   3.) C-Problem
   4.) D-Problem
   5.) E-Problem

2. Sollte der Notarzt nachgefordert werden?

## Fall 12

**DO., 15.30 UHR, WESPENSTICH**

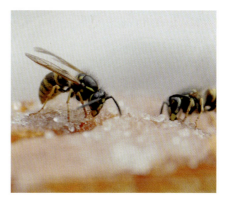

**ABB. 12** ▶ Pat. 11 Jahre, männlich, beim Eisessen von einer Wespe in den Rachen gestochen

| A: | kehliges, röchelndes Atemgeräusch, Tachypnoe |
|---|---|
| B: | VAG bds., $SpO_2$ 98% |
| C: | Rekap. > 2 sec, RR 85/50 mmHg, HF 126/min, rhythm. |
| D: | GCS 15, Pupillen isokor |
| E: | BZ 142 mg/dl, Temp. 37,3 °C |

FRAGEN:
1. Welches führende Problem hat der Patient?
   1.) A-Problem
   2.) B-Problem
   3.) C-Problem
   4.) D-Problem
   5.) E-Problem

2. Sollte der Notarzt nachgefordert werden?

3. Welchen Therapieansatz halten Sie für vielversprechend?
   1.) Adrenalin i.m.
   2.) Ranitidin/Fenistil i.v.
   3.) Cortison i.v.
   4.) Adrenalin inhalativ
   5.) Adrenalin i.v.

## Antworten Fall 1:

*Kommentar zu 1.:*
Der Patient ist in den Bereichen ABCD stabil und (zunächst) nicht vital bedroht. Eine Analgesie und ggf. Analgosedierung für eine etwaige Reposition sind angezeigt.

*Kommentar zu 2.:*
Wir planen eine Analgesie und den Transport ins nächstgelegene geeignete Krankenhaus zur ggf. operativen Versorgung der Oberarmfraktur.

Zunächst ist damit der Zeitpunkt der letzten Mahlzeit (4.) zur Abschätzung des Aspirationsrisikos wichtig. Von einer vollständigen Magenentleerung ist sechs Stunden nach festen Speisen, Fruchtsäften, Alkohol und Milch sowie zwei Stunden nach Wasser, Tee oder schwarzem Kaffee (ohne Milch) auszugehen. Der Patient gilt dann als nüchtern und eine Aspiration, als eine der wichtigsten Komplikationen einer Analgosedierung, kann als unwahrscheinlich angesehen werden.

Eine Medikamentenanamnese (2.) kann sowohl auf bestehende Vorerkrankungen (3.) hinweisen als auch vor möglichen Wechselwirkungen warnen. In unserem Beispiel wäre eine vorherige Opiattherapie (erhöhter Bedarf/erhöhtes Risiko einer Atemdepression), eine vorbestehende Lungenerkrankung (geringere Sauerstoffreserve) oder ein Drogenmissbrauch (Entzug/erhöher Bedarf/Psychosen unter Ketamin) von Interesse. Eine etwaige Nierenfunktionsstörung hätte ebenso wie eine (angeborene) Herzerkrankung bis auf wenige exotische Ausnahmen kaum Einfluss auf unser weiteres Vorgehen.

Allergien (1.) sind bei den im Rettungsdienst verwendeten analgetischen Substanzen nur bei Novaminsulfon (Novalgin) in relevantem Maße zu erwarten. Im Rahmen der weiteren Therapie im Krankenhaus könnten sie eine Rolle spielen

Ob dem Unfall ein Stromschlag, ein Schwindel, ein Unwohlsein oder eine Synkope vorausgegangen sein könnten (5.), ist für die weitere Diagnostik und Therapie von großer Bedeutung. Auf die Analgesie bei dem oben beschriebenen Patienten haben sie aber wenig Einfluss.

*Kommentar zu 3.:*
3.) ist richtig.
Die analgetische Dosis von S-Ketamin liegt bei 0,125–0,25 mg/kg Körpergewicht. Dies entspräche bei unserem Patienten 10–20 mg (ein Viertel bis ein Achtel des Körpergewichts). Bei den verwendeten 25 mg/ml (Ampullenbezeichnung häufig irreführend) sind dies 0,4–0,8 ml. Es empfiehlt sich, die Ampulle vorher mit NaCl 0,9% zu verdünnen. Dafür sollten einheitliche Standards verwendet werden, um Missverständnisse und Dosisfehler im Einsatzfall zu vermeiden. Werden z.B. die 50 mg auf ein Volumen von 20 ml verdünnt, so ist die Konzentration 2,5 mg/ml. Dies entspricht einer analgetischen Dosis von 1 ml pro 10 kg Körpergewicht. Für einen 80 kg schweren Patienten würden dann 8 ml erwartet werden. Die wirklich benötigte Dosis hängt von der Menge des vorab verwendeten Midazolam sowie den Vorerkrankungen und dem Zustand des Patienten ab und kann von der errechneten Dosis nach oben und unten erheblich

abweichen. Bei der Verwendung von S-Ketamin empfiehlt sich deshalb eine geduldige, herantastende Gabe und Wirkungsprüfung.

## Antworten Fall 2:

*Kommentar zu 1.:*
In Bezug auf das Ereignisbild weist dieser Fall nicht zufällig deutliche Ähnlichkeiten zum ersten Fall auf. Anders als bei diesem handelt es sich hier um einen offensichtlich mehrfach vorerkrankten Mann mit einem relevanten B-Problem. Auch wenn durch Wiederaufnahme der Sauerstoffgabe sich dieses der Erwartung nach zügig lösen lassen wird, warten dann die arrhythmische Herzaktion mit möglicherweise schmerzbedingter Hypertension und die unter Umständen sturzursächliche Pupillendifferenz auf uns. Der Patient aus dem ersten Fallbeispiel ist in Bezug auf die Durchführung von Narkosen und Analgosedierungen im nüchternen Zustand vom Schwierigkeitsgrad her eher als einfach einzustufen, während der Patient im zweiten Fall sich eher als schwierig darstellt. Dennoch lässt sich in Diskussionen und Fortbildungen häufig die Tendenz erkennen, für den jungen Patienten nach Sportunfall mit Fehlstellung einer Extremität eher einen Notarzt nachzufordern, als für das viel häufigere häusliche Sturzereignis des alten Menschen.

*Kommentar zu 2.:*
Nähert man sich der Frage von der rechtlichen Grundlage her, so sind Garantenstellung und der Tatbestand der Körperverletzung zu beachten. Eine Körperverletzung begeht, „wer eine andere Person körperlich misshandelt oder an der Gesundheit schädigt" (§ 223 StGB). Hierbei wird für einen Garanten bereits in einer Nichtlinderung von Schmerzen eine Körperverlet-

zung durch Unterlassen nach Eintreten der Handlungspflicht gesehen (BGH LM Nr. 6 zu § 230 StGB). Jenseits der rechtlichen Regelungen und der ethischen Verpflichtung können Schmerzen noch weiterreichende Folgen auslösen. In unserem Beispiel ist die Sorge begründet, durch weiteres Anhalten der in der Intensität als NRS 7–8 beschriebenen Schmerzen und die folgende Hypertension eine kardiale Dekompensation mit Pumpversagen des Herzens auszulösen.

*Kommentar zu 3.:*
1.) Novalgin
2.) Ketamin/Midazolam
3.) Morphin
4.) Fentanyl
5.) keine

1. ) Für Novalgin spricht das geringe akute Nebenwirkungspotenzial. Insbesondere Vigilanz und Spontanatmung bleiben vollständig erhalten. Eine etwaige Blutdrucksenkung, auch bei der obligaten Anwendung als Kurzinfusion, käme durch die Nachlastsenkung dem Anwender entgegen. Zugleich ist die analgetische Potenz von Novaminsulfon aber so gering, dass mit einer ausreichenden Wirkung eher nicht zu rechnen ist. Es werden etwaige spätere Komplikationen wie die Agranulozytose, eine nahezu vollständige Störung der Bildung eines Teils der weißen Blutkörperchen, erkauft, ohne in der Akutsituation eine sichere Stabilisierung der Patientin zu erreichen.
2. ) Vorteil der Kombination von Ketamin/Benzodiazepin ist die zunächst intensive Wirkung, die eine schmerzfreie Rettung aus der Wohnung ermöglicht. In langsam titrierender Anwendung kann man sich an das Ausmaß der Wirkung herantasten. Schutzreflexe und Spontanatmung bleiben zumeist erhalten. Zugleich ist bei so hochgradig eingeschränkten Patienten das ideale Maß schnell überschritten; es droht die Atemdepression und beim nicht-nüchternen Patienten, so wie hier, die Aspiration bei herabgesetzten Schutzreflexen. Die „Schublade" Notfallintubation sollte im Hinterkopf sicherheitshalber geöffnet werden (Material zur Not vorhanden? Algorithmus bekannt? Hilfe/Notarzt ist vor Ort/angefordert/wird benötigt?).
3. ) Für Morphin spricht die Wirkdauer, die eine Analgesie bis zur stationären Aufnahme ermöglichen wird. Durch die euphorisierende Wirkung können Entspannungseffekte mit nachfolgender Reduktion des Sauerstoffverbrauchs und der kardialen Last erreicht werden. Zugleich wird der Atemantrieb bei schon vorbestehender Lungenerkrankung mit dem Risiko eines Atemstillstands weiter reduziert. Wenn der Patient mit Übelkeit reagiert, drohen Aspiration und vasovagale Rhythmusstörungen. Noch mehr als bei Ketamin/Midazolam ist hier die mögliche Notwendigkeit zur Notfallintubation und -narkose zu beachten.
4. ) Fentanyl ist im Vergleich zu Morphin nicht nur potenter, seine atemdepressive Wirkung ist auch etwas stärker ausgeprägt. Es gelten die gleichen Überlegungen wie zum

Morphin. Ein vorsichtiges „Herandosieren" ist dringend zu empfehlen und eine etwaige Intubationspflichtigkeit oder ein Erbrechen dürfen die Beteiligten nicht überraschen.
5.) Für das Unterlassen einer Analgesie spricht die Redewendung, dass das Gegenteil von „gut" nicht „schlecht" ist, sondern „gut gemeint". Das Risiko, durch eine Analgosedierung den Patientenzustand durch Atemdepression, Blutdruckabfälle, Aspiration oder Rhythmusstörungen zu verschlechtern, ist bei so schwer vorerkrankten Personen sehr hoch. Gleichzeitig kann auch der Stress, ausgelöst durch die Schmerzen bei Transportversuchen, eine kardiopulmonale Dekompensation auslösen.

Zusammenfassend ist der geschilderte Fall in der Realität häufig anzutreffen, wenn auch vielleicht nicht in der dargestellten Schwere. Hier ist auf den eigenen Eindruck von der Situation zu vertrauen und bei Zweifeln eher früh an das Hinzuziehen eines Notarztes zu denken.

## Antworten Fall 3:

*Kommentar zu 1:*
Der Atemweg ist frei, die Oxygenierung deutlich eingeschränkt. Es führt das B-Problem. Im Weiteren werden die Betrachtungen bedeutsam, die dieses als Folge einer kardialen Problematik interpretieren.

*Kommentar zu 2.:*
Das Erscheinungsbild verspricht zügige Besserung der Symptomatik durch wenig invasive Therapien und vielleicht Beruhigung. Andererseits war der klinische Eindruck der Patientin in unserem Beispiel schon für die KTW-Besatzung so schlecht, dass sie sich zur Nachforderung entschlossen hat. Zu befürchten ist die vollständige kardiale Dekompensation, und zwar sowohl durch die Hypoxie als auch durch die hohe Herzfrequenz und die damit insbesondere beim alten, vorerkrankten Myokard ggf. deutlich reduzierte Auswurfleistung.

*Kommentar zu 3.:*
1.) Eine Volumengabe erscheint hier kontraindiziert. Es sind schon feuchte Rasselgeräusche über der Lunge auskultierbar, die offensichtlich auch den Gasaustausch beeinträchtigen – unabhängig davon, ob nun die Tachykardie mit verminderter Auswurfleistung eine Lungenstauung hervorgerufen oder sich im Rahmen einer Flüssigkeitsretention die kardiale Dekompensation sekundär entwickelt hat. Eine weitere Volumenzufuhr kann ein Herzversagen herbeiführen. Einzige Ausnahme im Rahmen der Herz-

insuffizienz, und nicht zu diesem Fallbeispiel passend, ist das akute Rechtsherzversagen, das sich eher durch ein Low-Output-Phänomen mit kalten, schweißigen Extremitäten darstellt. Bei diesem kann eine weitere Volumengabe unter engmaschiger Kontrolle der Pumpfunktion hilfreich sein – in unserem Beispiel nicht.

2.) Sicherlich wird eine Senkung der Herzfrequenz die Auswurfleistung verbessern. Mit zunehmendem Alter und insbesondere bei langjährigem Bluthochdruck entwickelt sich eine zunehmende Erschlaffungsstörung der Herzkammer. Aufgrund der erhöhten Steifigkeit z.B. bei der hypertensiven Herzerkrankung kann der Herzmuskel nicht mehr so zügig Blutvolumen in der Diastole aufnehmen. Es entwickelt sich eine diastolische Relaxationsstörung. Noch erschwert wird diese, wenn die Zeit für die Füllung des Herzens durch eine hohe Herzfrequenz verkürzt wird. Eine Frequenzsenkung wird also aller Wahrscheinlichkeit nach die Ursache für das akute B-Problem beheben, kurzfristige Linderung wird sie aber nicht verschaffen.

3.) CPAP/ASB-Beatmung ist hier die Therapie der Wahl. Durch die Übernahme eines Teils der Atemarbeit sinkt der Sauerstoffbedarf und die Sauerstoffversorgung wird durch das Offenhalten vorher atelektatischer Lungenbereiche verbessert. Wichtig ist die ausreichende Erfahrung in der Anwendung dieser Technik, insbesondere das feinfühlige Einstellen der Höhe des positiven endexspiratorischen Drucks (PEEP), der Atmungsunterstützung, sowie, wenn technisch möglich, des Beatmungstriggers und der Steilheit des Unterstützungsdruckaufbaus (Rampe). Mit ein wenig Übung ist das oftmals auch ohne sedierende Maßnahmen am Patienten möglich, diese sollten aber bei panischen oder unkooperativen Patienten in Erwägung gezogen werden. Eine Sedierung mit Benzodiazepinen erscheint aufgrund der zentral muskelrelaxierenden Wirkung wenig hilfreich, die Verwendung von Opiaten sollte vorsichtig gestaltet werden (siehe unten).

4.) Die Volumenentlastung des Körpers durch Diuretika ist ein gangbarer Weg, um das akute B-Problem zu therapieren. Nur benötigt Furosemid rund 30 Minuten, um mit seiner Wirkung so richtig zu beginnen. Und dann wird zu erwarten sein, dass rund 2–6 Liter Negativbilanz (je nach Ausprägung und Körpergewicht) notwendig sind, um eine bleibende Besserung zu erreichen. Negativbilanz ist die Umschreibung für den Unterschied zwischen infundierter und oral aufgenommener Flüssigkeit und ausgeschiedenem Urinvolumen. Wer damit in seinem RTW auf der Fahrt ins Krankenhaus schon zielführend beginnen will, tut sicherlich nichts Falsches, kurzfristig ist aber eher zu Nitraten zu raten. Diese reduzieren durch Pooling in den venösen Gefäßen die Vorlast, also die Menge des „vor" dem Herzen zur Verfügung stehenden Volumens, haben ein schnelles Ansprechen bei guter

Steuerbarkeit und lassen sich als Nitro-Spray zeitnah verabreichen.
5.) Eine Opiatgabe zur Sedierung beim B-Problem scheint eine naheliegende Alternative zu sein und wird seit Langem regelhaft verwendet. Studien zeigen aber, dass insbesondere die Verwendung bei der akuten dekompensierten Herzfrequenz mit mehr Intubationen, längeren Krankenhausaufenthalten und einer erhöhten Sterblichkeit einhergeht (1). Opiate haben einen hohen Stellenwert in der palliativen/Lebensend-Therapie der Luftnot, weil sie den Atemantrieb herabsetzen und Leiden damit lindern. Bei nicht finalen Patienten ist von der grundsätzlichen Verwendung abzuraten. Wenn eine Sedierung zur Durchführung einer CPAP-Therapie notwendig ist, dann sollte vorsichtig und einschleichend dosiert werden. Es soll nicht der Atemantrieb, sondern der Stress reduziert werden. Morphin bietet sich dann eher an als andere Opiate.

Die Therapie des Lungenödems bei akuter Herzinsuffizienz lässt sich am besten im Akronym POND zusammenfassen (2):
P   Positiver Druck/Position
O   Oxygen/Sauerstoff
N   Nitrate
D   Diuretika.

## Antworten Fall 4:

*Kommentar zu 1.:*
1.) Buscopan, sprich Butylscopolamin, hat aufgrund des glattmuskel-relaxierenden Effektes seine Stärken in der Therapie krampfartiger Schmerzen. Ziel ist die Erschlaffung des Gallengangs bei hier anzunehmender Gallensteinkolik. Aufgrund seiner Struktur wird Butylscopolamin nahezu nicht ins Zentralnervensystem aufgenommen, weshalb sich sein Nebenwirkungsspektrum auf gelegentliche Tachykardien beschränkt, die im Zweifel einfach „ausgewartet" werden können. Ob seine Wirksamkeit an die von NSAR wie Ibuprofen oder Novalgin heranreicht, wird in einzelnen Studien positiv, in anderen eher zurückhaltend bewertet. Auch die persönlichen Erfahrungen mit der Substanz unterscheiden sich bei verschiedenen Anwendergruppen deutlich voneinander. Eine Gabe erscheint zunächst wenig schädlich und kann durch Infusion erfolgen.
2.) Metamizol ist ein potentes Schmerzmittel, insbesondere für Weichteilschmerzen. Auf die möglichen negativen Wirkungen wird weiter unten näher eingegangen, deshalb hier nur die kurze Empfehlung, es zur Anwendung zu bringen. Wohlgemerkt stets und ausschließlich als Kurzinfusion.
3.) Opiate sind in der Therapie kolikartiger Schmerzen historisch ein wenig verpönt. Dies ist auf die spasmogene Wirkung von Opiaten an der glatten Muskulatur zurückzuführen, die lediglich bei Pethidin et-

was weniger ausgeprägt sein soll. Dieser Effekt ist bei ausreichend hohen Dosen aber zu vernachlässigen. Eine Zusammenfassungsarbeit (3) zeigt für die Gallenkolik keine bessere Wirksamkeit für die Opiatgabe auf. Opiate sollten dementsprechend eingesetzt werden, wenn die Analgesie durch andere Substanzen nicht gelingt.

4.) Eine Analgosedierung mit Ketanest und Midazolam hat nur eine kurze Wirkdauer und birgt ein hohes Gefahrenpotenzial – insbesondere im Kontext der Symptomatik im Oberbauch, die mit Übelkeit und Erbrechen einhergehen kann. Von dieser Herangehensweise ist dringend abzuraten.

5.) Ein Transport ohne Analgesie ist, wenn die Koliken nur sehr vereinzelt auftreten, denkbar. Das Lindern von Leid zu unterlassen, wenn nebenwirkungsarme, unkomplizierte Therapiealternativen zur Verfügung stehen, ist jedoch eher als Fehlverhalten einzustufen bis hin zur Körperverletzung durch Unterlassung. Sprechen, anders als in unserem Beispiel, gewichtige Gründe wie Allergien oder Vorerkrankungen gegen eine Therapie mit NSAR oder Buscopan, so kann auf Opiate ausgewichen werden.

*Kommentar zu 2.:*
1.), 2.) und 3.) sind richtig.
1.) Unabhängig vom grundsätzlichen allergenen Potenzial mit möglichen Blutdruckabfällen hat Metamizol auch eine direkte Wirkung auf den Kreislauf. Mal als Kombination aus hoher Osmolarität und „muskulotrop-spasmolytischer" Wirkung an der glatten Muskelzelle (4), mal als Vaskulitis (5) beschrieben, führt es zu einem Zusammenbrechen des peripheren Widerstands mit konsekutivem Schock. Diese Wirkung scheint insbesondere bei schneller intravenöser Injektion aufzutreten, weshalb die Fachinformation (6) eine Injektionsgeschwindigkeit von höchstens 1 ml (0,5 g Novalgin®) pro Minute empfiehlt. Schockzustände nach intravenöser Metamizol-Applikation sind dabei sehr selten. Die Inzidenz wird je nach Quelle von 1:5.000 (7) bis 1% geschätzt. Die Fachinformation definiert sie als „selten" mit einer Inzidenz von 1/10.000 bis 1/1.000.

2.) Die Häufigkeit einer Agranulozytose bei der Gabe von Metamizol wird international kontrovers diskutiert. 1986 gelangte eine vom deutschen Hersteller Hoechst bezahlte Studie zu einer Schätzung der Häufigkeit von 1,1 pro 1 Million Anwendungen pro Woche (8). Diese Studie wurde jedoch unmittelbar wegen schwerwiegender methodischer Fehler heftig kritisiert (9). Eine neuere schwedische Studie ergab ein weitaus höheres Risiko der Agranulozytose von 1 pro 1.439 Verordnungen (10).

3.) Aufgrund eben dieses Agranulozytoserisikos wurde Metamizol in einigen Ländern vom Markt genommen bzw. nicht zugelassen, unter anderem in Schweden, Norwegen, Dänemark, Island, Griechenland, Großbritannien, Irland, Australien, Japan und den USA. In Deutschland, Polen, Österreich und der Schweiz sowie in vielen anderen Ländern vor allem Süd- und Mittelamerikas wird die therapeutische Breite hingegen als hoch eingeschätzt und der Wirkstoff häufig eingesetzt.

## Antworten Fall 5:

*Kommentar zu 1.:*
Nur 4.) ist richtig.
1.) Morphin ist das Mittel der Wahl beim nitrorefraktären Schmerz eines akuten Koronarsyndroms. Vorsicht ist bei hochgradig eingeschränkter Pumpfunktion mit bewusstseinsgemindertem Patienten geboten. Vom European Resuscitation Council werden in seinen Leitlinien Dosen von 3–5 mg empfohlen, ggf. wiederholte Gaben (11). Ein Einfluss auf die Sterblichkeit wurde bisher nicht nachgewiesen.
2.) Sauerstoff führt in zu hoher Dosis zu einer Vergrößerung des Myokardschadens (12). Eine generelle Gabe sollte deshalb unterbleiben. Nach einer Reanimation ist das Ziel eine Sauerstoffsättigung von 94–98%, bei Patienten mit COPD 88–92%. Ein Einfluss auf die Sterblichkeit wurde bisher nicht nachgewiesen.
3.) Glyceroltrinitrat ist ein effektives Analgetikum beim akuten, ischämiebedingten Brustschmerz, sollte aber nicht bei systolischen Blutdrücken von unter 90 mmHg oder bei Aortenklappenstenose gegeben werden. Ein Einfluss auf die Sterblichkeit existiert nicht.
4.) Eine Senkung der Sterblichkeit durch möglichst frühe Gabe ist sowohl für den STEMI als auch den NSTEMI belegt (13). Dieser Effekt besteht auch unabhängig von der gewählten Reperfusionsstrategie.
5.) Für Clopidogrel (Plavix®) gibt es Hinweise auf eine Reduktion der Sterblichkeit beim STEMI, jedoch

unabhängig von der präklinischen oder innerklinischen Gabe, solange sie vor einem Katheter oder einer Lyse erfolgt. Für Prasugrel (Efient®) liegen keine Daten vor, für Ticagrelor (Brilique®) existieren Daten, die für sekundäre Endpunkte Vorteile in der Gabe schon durch den Rettungsdienst sehen. Ein Einfluss auf die Sterblichkeit zeigte sich dort aber nicht. Je nach weiterversorgendem Katheterlabor werden verschiedene Regime bevorzugt. Für alte (> 75 Jahre) und kachektische (< 60 kg) Patienten steigt die Rate an Blutungskomplikationen deutlich an. Beachtet man diese Einschränkungen, ist die Applikation sicher, aber wahrscheinlich nicht relevant für die Gesamtsterblichkeit.

6.) Die zunächst erfreuliche Beobachtung, dass bei bestehender Betablockade die Sterblichkeit beim Infarkt erniedrigt zu sein schien, ließ sich nicht auf die prähospitale Gabe eines Betablockers ausweiten. Im Gegenteil zeigte sich eine erhöhte Rate von Patienten mit kardiogenem Schock, auch wenn die Rate an schweren Rhythmusstörungen sank (14).

7.) Wird das reine Heparin (sog. unfraktioniertes Heparin) vom Rettungsdienst vor einem Herzkatheter gegeben, verbessert sich zwar das angiografische Ergebnis, das Überleben bleibt aber unbeeinflusst (15). Auch für Enoxaparin (Clexane®) ließ sich keine Veränderung der reinen Sterblichkeit darstellen, sondern nur ein Einfluss auf sogenannte „kombinierte Endpunkte" (aus Tod und Re-Infarkt etc.) (16). Heparin sollte bei Patienten mit einem Akuten Koronarsyndrom angewandt werden, da die nachgewiesenen Vorteile die Risiken überwiegen. Wird kein unfraktioniertes Heparin, sondern z.B. Enoxaparin verwendet, sollte zur Verhinderung von Blutungskomplikationen auf eine Dosisanpassung bei Nierenfunktionsstörung geachtet werden.

*Kommentar zu 2.:*
2.), 3.) und 5.) sind korrekt.

1.) Trotz einzelner Fallberichte verbessert eine Thrombolyse nicht das Überleben einer Reanimation (17).

2.) Jede Transportzeit, die wie beschrieben mit einer relevanten Verzögerung der Revaskularisation, also der Wiederherstellung der myokardialen Durchblutung einhergeht, ist ein Grund, eine Thrombolyse dringend zu erwägen. Je frischer das Infarktereignis, desto größer der Überlebenszuwachs durch die frühere Therapie.

3.) Gehäufte Fallberichte und erste kleine Studien ergeben Hinweise auf einen reproduzierbaren Effekt für einen Reanimationserfolg, auch bei Asystolie, wenn eine Lungenarterienembolie zugrunde liegt. Ist diese Lungenembolie die am ehesten anzunehmende Ursache für eine Reanimationssituation, sollte eine Lyse erwogen werden. Da der Wirkstoff unter den deutlich reduzierten Kreislaufbedingungen nur verzögert an den Wirkort gelangen kann, sollte die kardiopulmonale Reanimation über mindestens 30 Minuten, eher 60 Minuten, fortgesetzt werden. Eine durch Vergleiche belegte Empfehlung zur Mindestdauer kann nicht gegeben werden.

4.) Ein Schlaganfall innerhalb von sechs Monaten vor einer möglichen Lyse ist eine absolute Kontraindikation. Ein etwaig denkbarer Reperfusionserfolg könnte sofort durch eine Hirnblutung zunichtegemacht werden. Weitere absolute Kontraindikationen: Hirntumoren oder -schädigungen, großes Trauma, OP oder Kopfverletzung innerhalb der letzten drei Wochen, gastrointestinale Blutungen innerhalb des letzten Monats, bekannte Blutungsneigung, Aortendissektion.

5.) Entscheidend für die Therapie ist der zu erwartende Vorteil (Zeitgewinn, Reanimationserfolg) im Verhältnis zu den zu erwartenden Risiken (Blutungen). Die weitere Therapie spielt in den Erwägungen zunächst keine Rolle. Es ist auch nach Lyse ein Katheterzentrum zur Versorgung des Infarkts anzufahren.

## Antworten Fall 6:

*Kommentar zu 1.:*
2.) ist richtig.
Der Atemweg ist frei, die Kommunikation möglich, die Sauerstoffsättigung aber trotz Sauerstoffgabe unter 90% bei geklagter Luftnot.

*Kommentar zu 2.:*
1.) Das extrem leise Atemgeräusch und das auskultierbare Pfeifen sprechen für eine obstruktive Atemwegsstörung. Hier sind Betamimetika, gerade auch in Kombination mit einem Anticholinergikum, sinnvoll. Auch in Anbetracht der vollständig kompensierten Hämodynamik mit bisher nur gering erhöhter Herzfrequenz bietet sich die initiale Vernebelung an.

2.) Magnesium führt jenseits seiner rhythmogenen Wirkungen am Herzmuskel zu einer Erschlaffung glatter Muskelzellen. So kann es zur Blutdrucksenkung und Wehenhemmung in der Geburtshilfe ebenso herangezogen werden wie zur Therapie eines akuten Asthmas. Zur Therapie der akuten Exazerbation einer COPD existiert keine so einheitliche Datenlage, es erreicht wahrscheinlich die Wirksamkeit von Ipratropiumbromid (Atrovent®) (18), kann aber ein Betamimetikum nicht ersetzen. Vorteilhaft sind seine große therapeutische Breite und das unverkennbare Hitzegefühl bei der Injektion. Der „gelernte" chronisch-obstruktive Patient kann auf diesen Effekt fixiert sein und erwartet nach dem Gefühl die Besserung.

3.) Schon im Normalzustand, noch mehr in der Exazerbation muss der COPD-Patient ein immenses Maß an Arbeit für die aktive Atmung verrichten. Der Gedanke hinter der non-invasiven Ventilation ist die Reduktion der Atemarbeit und die damit verbundene Verbesserung des Sauerstoffangebots. CPAP/ASB ist weiterhin Mittel der ersten Wahl in der Therapie der respiratorischen Globalinsuffizienz, auch wenn die diesbezügliche Empfehlung in der Nationalen Versorgungsleitlinie COPD 2012 abgelaufen ist und erst 2018 erneuert werden soll.

4.) Eine Herabsetzung des Atemantriebs in einer schon grenzwertig kompensierten respiratorischen Situation ist nur unter äußerster Vorsicht geboten. Wenn im Rahmen der Luftnot eine so ausgeprägte Unruhe vorherrscht, dass z.B. an eine nicht-invasive Beatmung nicht zu denken ist, kann eine vorsichtige Sedierung erwogen werden. Stets gilt es zu beachten, dass diese den Zustand des Patienten in ein vollständiges Atmungsversagen kippen lassen kann. Die Möglichkeit zur Schaffung einer invasiven Beatmung sollte dementsprechend gegeben sein.

5.) Theophyllin kommt in den Leitlinien bisher nur zum Tragen, wenn die medikamentöse Therapie mit Anticholinergika, Beta-2-Sympathomimetika und systemischen Kortikosteroiden gescheitert ist. Wie bei Magnesium gilt: Der „erfahrene" COPD'ler erwartet ggf. das metallisch schmeckende, Herzklopfen auslösende Gefühl der Theophyllin-Injektion. Ein etwaiger positiver Effekt dieser Erwartungshaltung sollte ggf. genutzt werden, wenn Herzfrequenz und Blutdruck es zulassen.

6.) Midazolam ist aufgrund seiner sedierenden, muskelerschlaffenden Wirkung nahezu kontraindiziert. Wenn eine Sedierung unumgänglich ist, dann sollte auf vorsichtige Opiat-Gaben zurückgegriffen werden.

7.) Die intravenöse Betamimese, z.B. durch Reproterol (Bronchospasmin®), kann die inhalative Gabe ergänzen, wenn nicht schon durch vorangegangene Dosieraerosol-Nutzung ein Effekt kaum noch wahrscheinlich und die Herzfrequenz schon grenzwertig hoch ist.

## Antworten Fall 7:

*Kommentar zu 1.:*
3.) ist richtig.
Atemweg und Gasaustausch sind uneingeschränkt, der Blutdruck aber bedeutsam hoch. Ohne Frage nach wechselseitiger Herkunft ist zunächst die Behandlungswürdigkeit des Blutdrucks zu überprüfen, dann die Neurologie näher zu beurteilen (D-Problem).

*Kommentar zu 2.:*
Maßgeblich für diese Entscheidung und das weitere Vorgehen ist die Einschätzung, ob es sich ursächlich um ein neurologisches Problem (D-Problem, z.B. intrazerebrale Blutung) handelt, das aufgrund des Absinkens des zerebralen Perfusionsdrucks einen Blutdruckanstieg auslöst, oder ob eine hypertensive Entgleisung sekundäre Kopfschmerzen ausgelöst hat.

> **Cerebral Perfusion Pressure (CPP) = Mean Arterial Pressure (MAP) − Intracranial Pressure (ICP)**

Für eine hypertensive Entgleisung sprechen in diesem Fall das Fehlen eines Traumas sowie einer blutverdünnenden Therapie, eine unauffällige neurologische Untersuchung ohne Reflexausfälle oder Lähmungen sowie der langsam verlaufende Beginn der Beschwerden.

*Kommentar zu 3.:*
1.), 3.) und 4.) sind richtig.
1.) Organische Nitrate wie das Glyceroltrinitrat wirken gefäßrelaxierend, insbesondere auf die venösen Kapazitätsgefäße. Geringer ausgeprägt ist die Wirkung auf die arterielle Strombahn, wo lediglich die größeren Gefäße mit einem Tonusverlust reagieren. Durch die Venodilatation wird die Vorlast deutlich gesenkt und das Herz in seiner Arbeit entlastet. Deutlich geringer als die Vorlastsenkung ist die Nachlastsenkung ausgeprägt. Die Anwendung von Nitraten zur Blutdrucksenkung stellt bei der jetzigen Medikamentenzulassung einen Off-Label-Use dar. Nitrate sind für die Behandlung einer Hypertonie nicht zugelassen. Aktuell existieren Bestrebungen, das Einsatzspektrum von Nitraten auf die Hypertonie zu erweitern. Wann dies jedoch umgesetzt wird, ist zurzeit unklar.
2.) Urapidil (Ebrantil®) ist bisher nicht im Rahmen des Pyramidenprozesses als Antihypertensivum vorgesehen. Die intravenöse Gabe von Urapidil führt über eine Blockade des $\alpha_1$-Adrenorezeptors zur Erschlaffung der Gefäßmuskulatur und damit zur Vasodilatation.
3.) Urapidil ist ein sehr potentes Antihypertonikum und kann vor allem bei schwerer, therapieresistenter Hypertonie und hypertensiven Krisen eingesetzt werden. Die Gabe sollte vorsichtig erfolgen. Initial werden 12,5–25 mg langsam i.v. verabreicht. Die synergistische Wirkung mit Nitraten kann zu überschießenden Blutdruckabfällen führen. Aus einer zu raschen Blutdrucksenkung können Bradykardien bis hin zum Kreislaufstillstand resultieren.
4.) Anders als die Kalziumantagonisten vom Verapamil-Typ haben die Dihy-

dropyridine (Nifedipin-Typ) kaum Wirkung auf die Herzmuskulatur und wirken direkt durch Senkung des peripheren Widerstandes infolge der Relaxation der glatten Gefäßmuskulatur. Bei hypertensiver Entgleisung kann 1 Phiole (5 mg) p.o. verabreicht werden. Dies kann einmalig nach ca. 15 Minuten wiederholt werden.

5.) Kardioselektive $\beta_1$-Blocker wirken am Herzen negativ chronotrop (Herzfrequenz), dromotrop (Reizleitung) und inotrop (Herzkraft). Die blutdrucksenkende Wirkung ist nur gering ausgeprägt und durch die Verminderung des Herzminutenvolumens bedingt.

## *Antworten Fall 8:*

*Kommentar zu 1.:*
4.) ist richtig.
Sepsis ist die Antwort des Körpers auf eine Infektion. Die Diagnose setzt sich zusammen aus dem Erkennen dieser Reaktion mit Fieber, Tachykardie, Tachypnoe und Leukozytose (innerklinisch) sowie der Begründung dieser Symptome durch eine Infektion als Ursache. Der zentrale Pathomechanismus der Sepsis ist das Zusammenbrechen der Glykokalix als Träger der Gefäßbarriere für Wasser, mit der Folge von Ödembildung und intravasalem Volumenmangel. Ziele der Therapie sind die frühe Stabilisierung und treffende Antibiotikatherapie.

*Kommentar zu 2.:*
3.) ist richtig.
Wie analog vom Herzinfarkt und anderen zeitkritischen Diagnosen bekannt, hängt das Überleben bei der Sepsis von schnellem Handeln ab. Der Zeitpunkt bis zur ersten Gabe eines gegen den verursachenden Keim wirksamen Antibiotikums hat immensen Einfluss auf die Überlebensrate.

*Kommentar zu 3.:*
1.) Die Herzfrequenz ist Ausdruck des intravasalen Volumenmangels. Wird sie mittels Betablockade gesenkt, so bricht das Herzminutenvolumen (das Produkt aus der Anzahl der Herzschläge und des Schlagvolumens) in sich zusammen. Der Patient wird ggf. reanimationspflichtig.

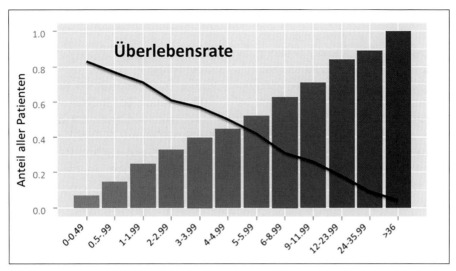

**ABB. 13** ▶ Zeit zwischen Beginn septischer Schock und Beginn Antibiose in Std. (19)

2.) Die Senkung des Fiebers beim Patienten mit schwerer Sepsis hilft nicht, die Lebensbedrohung zu beseitigen, gefährdet im Fall von Metamizol (Novalgin®) noch die hämodynamische Stabilität und erhöht im Falle der schweren Sepsis die Sterblichkeit (20) – nicht empfehlenswert!

3.) Eine zielführende Therapie zur Stabilisierung der Hämodynamik, dringender wäre der Volumenausgleich.

4.) Die Sauerstoffsättigung ist mit 94% erniedrigt, jedoch deutlich noch nicht kritisch. Eine Sauerstoffgabe ist indiziert, therapiert aber nicht die zugrunde liegenden Probleme.

5.) Die großzügige Gabe von kristallinem Volumen therapiert zwar nicht kausal die Sepsis, hebt aber die Ursache für den septischen Schock, namentlich den intravasalen Volumenmangel, auf. In Studien senkt schon die prähospitale Volumengabe die Sterblichkeit (21) – dringend zu empfehlen!

## Antworten Fall 9:

*Kommentar zu 1.:*
4.) ist richtig.
Ein durchgemachter Krampf bei weiterhin erhöhter Temperatur entspricht einem D-Problem.

*Kommentar zu 2.:*
In Mitteleuropa sind ca. 2–5% aller Kinder von Fieberkrämpfen betroffen. Handelt es sich um einen umkomplizierten Krampf (weniger als 15 Minuten, einmalig in 24 Stunden, keine Herdzeichen), ist die Prognose exzellent. Es lassen sich weder eine erhöhte Sterblichkeit noch Schädigungen des Zentralnervensystems oder spätere geistige Beeinträchtigungen nachweisen. Auch eine Assoziation mit dem plötzlichen Kindstod besteht nicht. Rund ein Drittel aller Kinder erleidet einen erneuten Fieberkrampf, jedoch nur in 50% innerhalb des folgenden Jahres und quasi nie direkt in der Folge des Erstereignisses. Eine Nachforderung eines Notarztes erscheint dementsprechend als nicht notwendig. Eine Vorstellung in einer Kinderklinik kann dennoch – insbesondere im Hinblick auf das einschneidende Erleben des Fieberkrampfes durch die Eltern – erfolgen.

## Antworten Fall 10:

*Kommentar zu 1.:*
4.) ist richtig.
Der Akutbedarf lässt sich durch Abschätzung des Blutvolumens überschlägig vermuten. Bei angenommenen 80 ml Blut/kg Körpergewicht werden 8 mg Glukose pro kg Körpergewicht benötigt, um den Blutglukosegehalt akut um 10 mg/dl zu steigern. Für die 68 kg schwere Patientin sind das also ca. 540 mg. Wollen wir den Blutglukosespiegel akut um ca. 40 mg/dl steigern, sind das insgesamt ca. 2 g Glukose.

1.) 10 ml mal 100 mg/ml = 1 g Glukose
2.) 500 ml mal 50 mg/ml = 25 g Glukose
3.) 10 ml mal 50 mg/ml = 0,5 g Glukose
4.) 5 ml mal 400 mg/ml = 2 g Glukose
5.) 5 ml mal 200 mg/ml = 1 g Glukose

## Antworten Fall 11:

*Kommentar zu 1.:*
5.) ist richtig.
Die Atemwege sind frei, der Gasaustausch uneingeschränkt, die Hämodynamik stabil, die Neurologie ohne fokales Defizit, es besteht ein sogenanntes Quincke-Ödem.

*Kommentar zu 2.:*
Die Patientin ist in einem unkritischen Zustand, eine weitere Verschlechterung, jenseits der Verstärkung eines Erregungszustandes, ist nicht unmöglich, aber wenig wahrscheinlich. Eine dringende Interventionspflichtigkeit besteht nicht. Die Alarmierung eines Notarztes wäre nahezu grundlos.

## Antworten Fall 12:

*Kommentar zu 1.:*
1.) ist richtig.
Kehliges und röchelndes Atemgeräusch in Verbindung mit der Anamnese bei sogar erhaltener Sauerstoffsättigung definieren das Atemwegs-Problem.

*Kommentar zu 2.:*
Eine spontane Besserung erscheint unwahrscheinlich. Es bestehen ausreichend Möglichkeiten zur Zustandsverbesserung, eine weitere, ggf. kritische Atemwegsverlegung ist aber zu befürchten. Hier ist die Alarmierung eines Notarztes und ggf. Zuführung zu einem Arzt mit Atemwegserfahrung dringend geboten.

*Kommentar zu 3.:*
1.) Alternativ kann Adrenalin bei nicht etablierbarem i.v. Zugang auch intramuskulär verabreicht werden. Dies kann entweder mithilfe einer kleinen Kanüle oder, falls vorhanden, eines EpiPen® erfolgen. Das Gewicht des Kindes kann nach der APLS-Formel abgeschätzt werden. Dies wären in diesem Beispiel ca. 30 kg. Da die APLS Formel das Gewicht älterer Kinder unterschätzt (Industriegesellschaft), gehen wir hier von einem höheren Gewicht aus. Die neue APLS Variante für Kinder ab fünf Jahren kommt auf 40 kg (23). Dementsprechend werden 500 µg (EpiPen®: 300 µg) i.m. appliziert. Bei Kindern mit 15 – 30 kg Körpergewicht die Hälfte (250 µg bzw. Fastinject junior® 150 µg). Da bereits 50 – 100 µg Adrenalin bei vorhandenem Spontankreislauf zu

einem Kammerflimmern führen können, muss die Gabe einer solchen Dosis streng intramuskulär (Aspirationstest) erfolgen. Bei Nichtansprechen auf die i.m. Applikation kann die Gabe je nach Zustand des Patienten in 5-Minuten-Intervallen wiederholt werden.

> APLS-Formel:
> Gewicht = (Alter + 4) × 2
>
> Neue APLS-Formel
> für Kinder > 5 Jahre:
> Gewicht = (Alter × 3) + 7

2.) Die Gabe von Antihistaminika ist ein logischer Schritt bei der Behandlung von allergischen Reaktionen. Da der Wirkeintritt von beiden Medikamenten erst nach ca. 20–30 Minuten erfolgt, sollte die Gabe frühzeitig erfolgen. Eine akute Verbesserung des Atemwegszustandes ist hier nicht zu erwarten.
3.) Auch die Gabe von zellmembranstabilisierenden Medikamenten ist ein wichtiger Eckpfeiler bei der Behandlung von allergischen Reaktionen. Wie auch bei den Antihistaminika ist die Zeit bis zum Wirkeintritt mit ca. 30 Minuten sehr lang, sodass Prednisolon zwar frühzeitig gegeben werden soll, aber nicht Mittel der ersten Wahl ist.
4.) Adrenalin verfügt je nach Dosis über eine α- und eine β-sympathomimetische Wirkung. Über die α-Rezeptoren wirkt es der histaminvermittelten Vasodilatation entgegen. Eine sofortige Inhalation kann hier lebensrettend sein. Hierfür 7–14 Hübe InfektoKrup® bzw. 4–8 mg Suprarenin vernebeln.
5.) Obwohl die eigentliche Dosis bei der Bolusgabe von Adrenalin bei 10–20 μg i.v. liegt, kann die enorme Histaminwirkung Bolusgaben von bis 50 μg i.v. nötig machen. Da die Wirkdauer von Adrenalin bei intravenöser Gabe mit 3–5 Minuten sehr kurz ist, müssen bis zum Wirkeintritt der Antihistaminika oftmals mehrfach Adrenalin-Boli verabreicht werden. Gegebenenfalls kann auch die Verwendung eines Perfusors notwendig sein.

## QUELLEN UND LITERATUR:

1. Peacock WF, Hollander JE, Diercks DB et al. (2008) Morphine and Outcomes in Acute Decompensated Heart Failure: An ADHERE Analysis. In: Emerg Med J 25 (4): 205–209.
2. o.V. (2013) Evidence Based Management of Acute Heart Failure: Forget LMNOP, think POND! Unter: http://socmob.org/2013/04/evidence-based-management-of-acute-heart-failure-forget-lmnop-think-pond/, abgerufen am 04.01.2016.
3. Colli A, Conte D, Valle SD et al. (2012) Meta-Analysis: Nonsteroidal Anti-inflammatory Drugs in Biliary Colic. In: Aliment Pharmacol Ther 35 (12): 1370–1378.
4. Reinhardt N et al. (2006) Metamizol. Renaissance eines Analgetikums. Unter: http://www.pharmazeutische-zeitung.de/index.php?id=1635, abgerufen am 25.12.2015.
5. Meyer FP, Schönhöfer PS (1999) Umfrage: Rehabilitation von Metamizol? In: Internistische Praxis 39: 183–185.
6. Fachinformation Novalgin (Januar 2008). Sanofi Aventis.
7. Levy M (2000) Hypersensitivity to Pyrazolones. In: Thorax 55 (2): 72–74.
8. o.V. (1986) Risks of Agranulocytosis and Aplastic Anemia. A first Report of their Relation to Drug Use with Special Reference to Analgesics. The International Agranulocytosis and Aplastic Anemia Study. In: JAMA 256 (13): 1749–1757.
9. Dijke CPH van, Feldmann U, Gaus W et al. (1987) Analgesic Use, Agranulocytosis, and Aplastic Anemia. In: JAMA 257(19): 2590–2592.
10. Hedenmalm K, Spigset O (2002) Agranulocytosis and other Blood Dyscrasias Associated with Dipyrone (Metamizole). In: Eur J Clin Pharmacol 58 (4): 265–274.
11. Nikolaou NI, Arntz H-R, Bellou A et al. (2015) Das initiale Management des akuten Koronarsyndroms. Kapitel 8 der Leitlinien zur Reanimation 2015 des European Resuscitation Council. In: Notfall Rettungsmed 18 (8): 984–1002.
12. Stub D, Smith K, Bernard S et al. (2015) Air Versus Oxygen in ST-Segment-Elevation Myocardial Infarction. In: Circulation 131 (24): 2143–2150.
13. O'Gara PT, Kushner FG, Ascheim DD et al. (2013) 2013 ACCF/AHA Guideline for the Management of ST-Elevation Myocardial Infarction: Executive Summary. In: Circulation 127 (4): 529–555.
14. Chen ZM, Pan HC, Chen YP et al. (2005) Early Intravenous then Oral Metoprolol in 45,852 Patients with Acute Myocardial Infarction: Randomised Placebo-controlled Trial. In: Lancet 366 (9497): 1622–1632.
15. Zijlstra F, Ernst N, Boer MJ de et al. (2002) Influence of Prehospital Administration of Aspirin and Heparin on Initial Patency of the Infarct-related Artery in Patients with Acute ST Elevation Myocardial Infarction. In: J Am Coll Cardiol 39 (11): 1733–1737.
16. Montalescot G, Zeymer U, Silvain J et al. (2011) Intravenous Enoxaparin or Unfractionated Heparin in Primary Percutaneous Coronary Intervention for ST-elevation Myocardial Infarction: The International Randomised Open-label ATOLL Trial. In: Lancet 378 (9792): 693–703.
17. Böttiger BW, Arntz H-R, Chamberlain DA et al. (2008) Thrombolysis during Resuscitation for Out-of-Hospital Cardiac Arrest. In: N Engl J Med 359 (25): 2651–2662.

18. Nouira S, Bouida W, Grissa MH et al. (2014) Magnesium Sulfate Versus Ipratropium Bromide in Chronic Obstructive Pulmonary Disease Exacerbation: A Randomized Trial. In: Am J Ther 21 (3): 152–158.
19. Kumar A, Roberts D, Wood KE et al. (2006) Duration of Hypotension before Initiation of Effective Antimicrobial Therapy is the Critical Determinant of Survival in Human Septic Shock. In: Crit Care Med 34 (6): 1589–1596.
20. Lee BH, Inui D, Suh GY et al. (2012) Association of Body Temperature and Antipyretic Treatments with Mortality of Critically Ill Patients with and without Sepsis: Multi-centered Prospective Observational Study. In: Crit Care 16 (1): R33.
21. Seymour CW, Cooke CR, Heckbert SR et al. (2014) Prehospital Intravenous Access and Fluid Resuscitation in Severe Sepsis: An Observational Cohort Study. In: Crit Care 18 (5): 533.
22. Schnurrer JU, Fauler J, Frölich JC (2006) Dosierungsanpassung bei Niereninsuffizienz. In: Frölich JC, Kirch W (Hrsg.) Praktische Arzneitherapie. 4. Aufl., Heidelberg: Springer, S. 47–92.
23. Graves L et al. (2014) A Comparison of Actual to Estimated Weights in Australian Children Attending a Tertiary Children's' Hospital, Using the Original and Updated APLS, Luscombe and Owens, Best Guess Formulae and the Broselow Tape. In: Resuscitation 85 (3): 392–396.

# 5 Medikamente (Steckbriefe)

Besonders in Stresssituationen steigt das Risiko für Fehler. Vor allem bei der Verabreichung von hochpotenten Notfallmedikamenten können Dosierungsfehler und Medikamentenverwechslungen schnell fatale Auswirkungen haben. Ein wichtiger Schritt zur Medikamentensicherheit sind genormte Klebeetiketten (ISO 26825) nach Empfehlung der Deutschen Interdisziplinären Vereinigung für Intensiv- und Notfallmedizin (DIVI). Der Farbcode des Etiketts gibt dabei die Wirkstoffgruppe an (Abb. 1).

| Medikamentengruppe | Farbe und Design |
|---|---|
| Hypnotika | Propofol ___ mg/ml |
| Muskelrelaxanzien | PANcuronium ___ mg/ml |
| Ausnahme: Suxamethonium | Suxamethonium ___ mg/ml |
| Muskelrelaxans-Antagonisten | Neostigmin ___ mg/ml |
| Opiate/Opioide | SUFentanil ___ µg/ml |
| Ausnahme: Piritramid | PIRItramid ___ mg/ml |
| Opiat-Antagonisten | Naloxon ___ µg/ml |
| Vasopressoren | Vasopressin ___ /ml |
| Ausnahme: Epinephrin | EPINEPHrin ___ mg/ml |
| Antihypertonika/Vasodilatanzien | Urapidil ___ mg/ml |
| Benzodiazepine | LORazepam ___ mg/ml |
| Ausnahme: Midazolam | Midazolam ___ mg/ml |
| Benzodiazepin-Antagonisten | Flumazenil ___ mg/ml |
| Lokalanästhetika | Prilocain 1% ___ mg/ml |
| Anticholinergika | Glycopyrronium ___ mg/ml |
| Cholinergika | pHYSostigmin ___ mg/ml |

| Medikamentengruppe | Farbe und Design |
|---|---|
| Antiemetika | DOLAsetron ___ mg/ml |
| Verschiedene Medikamente | AcetylSalicylSäure ___ mg/ml |
| Bronchodilatatoren | Theophyllin ___ mg/ml |
| Antiarrhythmika | aMIOdaron ___ mg/ml |
| Elektrolyte | Magnesiumsulfat ___ mmol/ml |
| Ausnahme: Kalium | KCl 1 mmol/ml KCl 7,45% |
| Ausnahme: NaCl 0,9% | NaCl 0,9% |
| Hormone | DEXAmethason ___ mg/ml |
| Ausnahme: Insulin | Insulin ___ i.E./ml |
| Inodilatatoren | Milrinon ___ mg/ml |
| Antikoagulanzien | Enoxaparin ___ mg/ml |
| Ausnahme: Heparin | Heparin ___ i.E./ml |
| Koagulanzien | Tranexamsäure ___ mg/ml |
| Ausnahme: Protamin | Protamin ___ i.E./ml |
| Antikonvulsiva | Phenytoin ___ mg/ml |

**ABB. 1** ▶ DIVI – Standard-Spritzenetiketten (Quelle: DIVI)

Auf den folgenden Seiten werden die wichtigsten Substanzen aus dem Pyramidenprozess kurz dargestellt.

Das Nachschlagewerk ist alphabetisch nach den Wirkstoffen geordnet. Die wichtigsten Handelsnamen und das DIVI-Spritzenetikett leiten den Steckbrief jeweils ein.

Die Dosisangaben orientieren sich an den Fachinformationen, angepasst durch die klinische Erfahrung der Autoren.

Noch subjektiver sind die Verdünnungsvorschläge, die sich aus den Erfahrungen mehrerer Rettungsdienstbereiche und einer Vielzahl an Einsätzen von unterschiedlichen Berufsgruppen speisen. Stets sind die an Ihrem Standort gegebenen und Ihrer Gewohnheit entsprechenden Regelungen und Traditionen zu beachten. Es sind lediglich Vorschläge, die unseres Erachtens das Arbeiten erleichtern. Abweichende Verdünnungs-„Philosophien", bei denen zum Beispiel immer 1 ml für je 10 kg Körpergewicht erreicht werden, entstammen anderen Traditionen und sind nicht weniger wertvoll. Ebenso bitten wir Dosis und Dosierungen stets kritisch zu hinterfragen.

Dosierungsangaben und Indikationen sind mit kleinen Pyramiden versehen, wenn sie jeweils ein eigenständig beschriebener Punkt im Pyramidenprozess waren. Häufig stellen wir auch andere Indikationen der Medikamententherapie vor. Diese sind dann jedoch nicht durch den Pyramidenprozess gedeckt. Auch in diesem Punkt sind dringend die jeweiligen örtlichen Festlegungen zu beachten.

Im Bereich der Nebenwirkungen haben wir uns entschlossen, diese nicht nur aufzuzählen, sondern wiederum Vorschläge zur möglichen Therapie zu unterbreiten. Aber Vorsicht: Wir empfehlen zumeist das ruhige und beobachtende Zuwarten. Der verzweifelte Versuch, eigene Dosierungs-, Indikations- oder Substanz-Fehler durch andere Therapien wiedergutzumachen, endet allzu häufig in einem sich aufschaukelnden „Verschlimmbessern". Alle Vorschläge und die darin enthaltenen Dosis-Angaben unterliegen den schon genannten Limitationen: Überprüfen auf lokale Regelungen sowie die Möglichkeit von nie ganz auszuschließenden Fehlern.

Nach den Hinweisen zu Schwangerschaft und Stillzeit schließen wir mit auf den Erfahrungen der Autoren beruhenden Praxistipps. Hier finden sich substanzspezifische Anmerkungen, die den Anwenderinnen und Anwendern das Leben leichter machen sollen.

### Symbole/Abkürzungen in den Steckbriefen:

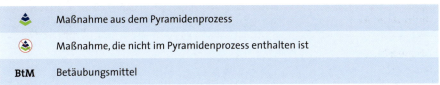

# ACETYLSALICYLSÄURE (ASS)

**A**cetyl**S**alicyl**S**äure
_____ mg/ml

| | |
|---|---|
| Handelsname | Aspisol®, Aspirin® i.v. |
| Applikationsformen | 1 Durchstechflasche Trockensubstanz = 500 mg ASS |
| Verdünnungsvorschlag | 1 Durchstechflasche (500 mg) auf 5 ml: 100 mg/ml |
| Dosis | 150 – 300 mg i.v./p.o. |
| Pharmakodynamik | Wirkung: irreversible Hemmung der Cyclooxygenasen COX-1/2 |
| | Wirkeintritt: 15 min |
| | Wirkdauer: 8 – 11 Tage (bis zur Neubildung der Thrombozyten) |
| | extrarenale Elimination (Q0): 100% (aktive Metaboliten: 80%) |
| Indikationen | akutes Koronarsyndrom |
| Kontraindikation | Kinder und Jugendliche (Reye-Syndrom) |
| | Asthmatiker (ASS-Intoleranz: 8 – 20%) |
| Nebenwirkungen | **ASS-induzierter Asthmaanfall** |
| | ▶ Sauerstoffgabe |
| | ▶ Salbutamol: 2 – 4 Phiolen (2,5 – 5 mg) inhalativ (s. Seite 134) |
| | ▶ Ipratropiumbromid (Atrovent®): 1 Phiole (0,5 mg) inhalativ (s. 118) |

| Schwangerschaft | 1. Trimenon | 2. Trimenon | 3. Trimenon |
|---|---|---|---|
| | ✓ | ✓ | ✗ |

| | |
|---|---|
| Stillzeit | „Low-dose"-Behandlung (100 – 300 mg) unproblematisch |
| Praxistipp | Das Blutungsrisiko unter ASS ist gering, sodass selbst bei ungerechtfertigter Gabe nur selten mit Komplikationen gerechnet werden muss. |

## ADRENALIN

**Adrenalin**
_____ µg/ml

| | |
|---|---|
| Handelsname | Suprarenin® |
| Applikationsformen | 1 Amp. à 1 ml = 1 mg Adrenalin (1 mg/ml) |
| | 1 Durchstechflasche à 25 ml = 25 mg Adrenalin (1 mg/ml) |
| Verdünnungsvorschlag | Reanimation: 1 mg Adrenalin auf 10 ml: 100 µg/ml |
| | anaphylaktische Reaktion: 1 mg Adrenalin in 100 ml NaCl: 10 µg/ml |
| | anaphylaktische Reaktion: 5 mg Adrenalin in 500 ml NaCl: 10 µg/ml |
| Dosis | Asystolie: 1 mg initial, danach alle 3–5 min |
| | Kammerflimmern: 1 mg nach dem 3. Schock, danach alle 3–5 min |
| | anaphylaktische Reaktion: 10–20(–50) µg i.v., alternativ 500 µg i.m. (Fastjekt®, Epipen® 300 µg) |
| Pharmakodynamik | Wirkung: α- und β-Sympathomimetikum |
| | Wirkeintritt: 30–60 sec |
| | Wirkdauer: 3–5 min |
| | extrarenale Elimination (Q0): > 70% |
| Indikationen | Kreislaufstillstand |
| | anaphylaktischer Schock |
| | Bradykardie |
| Kontraindikation | tachykarde Rhythmusstörungen |
| Nebenwirkungen | **Tachykardie** |
| | ▶ Abwarten (Wirkdauer 3–5 min!) |
| | **Extrasystolen bis Kammerflimmern** |
| | ▶ bei Kammerflimmern Defibrillation |
| | **Angina pectoris** |
| Schwangerschaft | im Notfall keine Einschränkung |
| Stillzeit | im Notfall keine Einschränkung |
| Praxistipp | Für die Anaphylaxie existieren Fertig-Injektoren (z.B. Epipen®, Fastjekt®). Die Dosis für Erwachsene beträgt 300 µg, die für Kinder mit einem Körpergewicht von 15 bis 30 kg 150 µg. Inhalativ kann InfectoKrupp® Inhal verwendet werden. Die Dosis beträgt hier laut Hersteller 7–14 Hübe (4–8 mg). |

# Amiodaron

aMIOdaron ____ mg/ml

| | |
|---|---|
| **Handelsname** | Cordarex® |
| **Applikationsformen** | 1 Amp. à 3 ml = 150 mg Amiodaron (50 mg/ml) |
| **Verdünnungsvorschlag** | Kammerflimmern: pur |
| | ventrikuläre Tachykardie: 2 Amp. (300 mg) in 250 ml G5-Lösung |
| **Dosis** | Kammerflimmern: 300 mg nach dem 3. Schock, 150 mg nach dem 4. Schock |
| | ventrikuläre Tachykardie: 300 mg über 20 Minuten als Kurzinfusion |
| **Pharmakodynamik** | Wirkung: Blockade von $K^+$-Kanälen → Verlangsamung der Repolarisation |
| | Wirkeintritt: wenige Minuten |
| | Wirkdauer: 4 h |
| | extrarenale Elimination (Q0): 100% |
| **Indikationen** | Kreislaufstillstand |
| | ventrikuläre Tachykardie |
| **Kontraindikation** | Hypotonie |
| | AV-Block II°+III° |
| | Herzinsuffizienz |
| | Schilddrüsenüberfunktion |
| | Jod-Unverträglichkeit |
| **Nebenwirkungen** | **Hypotonie** |
| | ▶ Schocklage |
| | ▶ Volumensubstitution: 500 ml VE-Lösung |
| | ▶ Akrinor®: ½ – 1 Ampulle |

| Schwangerschaft | 1. Trimenon | 2. Trimenon | 3. Trimenon |
|---|---|---|---|
| | ✗ | ✗ | ✗ |
| | Anwendung nur bei lebensbedrohlichen Herzrhythmusstörungen, die nicht auf andere Antiarrhythmika ansprechen | | |

| | |
|---|---|
| **Stillzeit** | im Notfall keine Einschränkung |
| **Praxistipp** | Amiodaron sollte bei Tachykardien mit erhaltenem Bewusstsein nur langsam verabreicht werden, da es bei schneller Gabe einen massiven Blutdruckabfall hervorrufen kann. |

# ATROPIN

**Atropin**
_____ mg/ml

| | |
|---|---|
| Handelsname | Atropin |
| Applikationsformen | 1 Amp. à 1 ml = 0,5 mg Atropin (0,5 mg/ml)<br>1 Amp. à 10 ml = 100 mg Atropin (10 mg/ml) |
| Verdünnungsvorschlag | 0,5 mg Atropin auf 5 ml: 0,1 mg/ml |
| Dosis | ◆ Bradykardie: 0,5 mg i.v., ggf. alle 3 Minuten wiederholte Gabe bis zur Maximaldosis von 3 mg<br>◆ Intoxikation: 5 mg alle 10–15 min i.v. |
| Pharmakodynamik | Wirkung: Blockade des Parasympathikus<br>Wirkeintritt: 2 min<br>Wirkdauer: 2–3 h<br>extrarenale Elimination (Q0): 45% |
| Indikationen | ◆ Bradykardie<br>◆ Alkylphosphat-Intoxikation (z.B. E605) |
| Kontraindikation | Tachykardie<br>Koronarstenose<br>paralytischer Ileus |
| Nebenwirkungen | **Bradykardie (bei Dosen < 0,5 mg)**<br>◆ ▶ Atropin. 0,5 mg<br>◆ ▶ ggf. Adrenalin: 10–20 µg<br>▶ Schrittmachertherapie |

| Schwangerschaft | 1. Trimenon | 2. Trimenon | 3. Trimenon |
|---|---|---|---|
| | ✓ | ✓ | ✓ |

| | |
|---|---|
| Stillzeit | im Notfall keine Einschränkung |
| Praxistipp | Atropin kann in einer Dosierung von weniger als 0,5 mg zu einer Bradykardie führen. Bei Bradykardie sollte die Dosis deshalb nie weniger als 0,5 mg betragen. |

## Butylscopolamin

**Butylscopolamin**
_____ mg/ml

| | |
|---|---|
| Handelsname | BS, Buscopan® |
| Applikationsformen | 1 Amp. à 1 ml = 20 mg Butylscopolamin (20 mg/ml) |
| Verdünnungsvorschlag | 20 mg Butylscopolamin auf 5 ml: 4 mg/ml |
| Dosis | 20 mg langsam titriert i.v. |
| Pharmakodynamik | Wirkung: Blockade des Parasympathikus |
| | Wirkeintritt: 2–4 min |
| | Wirkdauer: 4 h |
| | extrarenale Elimination (Q0): 55% |
| Indikationen | Nierenkolik |
| | Gallenkolik |
| Kontraindikation | Glaukom |
| | Darmverschluss |
| | tachykarde Rhythmusstörungen |
| Nebenwirkungen | **Tachykardie** |
| | ▶ Abwarten (Zumeist sinkt die Frequenz vor Ablauf der Analgesie wieder.) |
| Schwangerschaft | 1. Trimenon ✓ — 2. Trimenon ✓ — 3. Trimenon ✓ |
| Stillzeit | im Notfall keine Einschränkung |
| Praxistipp | Die analgetische Wirkung von Butylscopolamin bei Koliken ist umstritten. Aufgrund der parasympatholytischen Wirkung kann es oftmals zu deutlichen Tachykardien kommen, sodass eine sorgfältige Risiko-/Nutzen-Abwägung erfolgen sollte. |

# Clemastin

**cLEMAstin**
_____ mg/ml

| | |
|---|---|
| Handelsname | Tavegil® |
| Applikationsformen | 1 Amp. à 2 ml = 2 mg Clemastin (1 mg/ml) |
| Verdünnungsvorschlag | pur |
| Dosis | 2 mg i.v. |
| Pharmakodynamik | Wirkung: Blockade des $H_1$-Rezeptors |
| | Wirkeintritt: 20–30 min |
| | Wirkdauer: 10–12 h |
| | extrarenale Elimination (Q0): 100% |
| Indikationen | anaphylaktische Reaktion |
| Kontraindikation | Engwinkelglaukom |
| Nebenwirkungen | Schwindel |
| | Sedierung |
| | steigender Augeninnendruck |

| Schwangerschaft | 1. Trimenon | 2. Trimenon | 3. Trimenon |
|---|---|---|---|
| | ✓ | ✓ | ✓ |

| | |
|---|---|
| Stillzeit | im Notfall keine Einschränkung |
| Praxistipp | Aufgrund der langen Anschlagszeit sind Antihistaminika nicht Mittel der ersten Wahl bei der Behandlung der Anaphylaxie. Dennoch sollten $H_1$- und $H_2$-Blocker möglichst in frühen Stadien (Grad I) und ggf. zur späteren Stabilisierung eingesetzt werden. |

## DIAZEPAM

**Diazepam**
_____ mg/ml

| | |
|---|---|
| Handelsname | Valium® |
| Applikationsformen | 1 Rektaltube = 5 bzw. 10 mg Diazepam |
| Verdünnungsvorschlag | pur |
| Dosis | bis 15 kg Körpergewicht: 5 mg rektal |
| | ab 15 kg Körpergewicht: 10 mg rektal |
| Pharmakodynamik | Wirkung: GABA-erge Wirkung: sedierend, anxiolytisch, antikonvulsiv |
| | Wirkeintritt: 4–6 min (rektal) |
| | Wirkdauer: > 24 h |
| | extrarenale Elimination (Q0): 100% (aktive Metaboliten: 100%) |
| Indikationen | Status epilepticus |
| | (Fieber-)Krampfanfall |
| | Sedierung |
| | Erregungszustände |
| Kontraindikation | bekannte paradoxe Reaktion |
| | Schlafapnoe-Syndrom<br>Myasthenia gravis |
| Nebenwirkungen | **Vigilanzminderung** |
| | **Atemdepression bis Apnoe** |
| | ▶ Sauerstoffgabe, ggf. Beatmung |
| | ▶ ggf. Antagonisierung mit Flumazenil (Anexate): 0,2 mg |
| | **Blutdruckabfall** |
| | ▶ Schocklage |
| | ▶ Volumensubstitution: 500 ml VE-Lösung |
| | ▶ Akrinor®: ½–1 Ampulle |
| | **Bradykardie** |
| | ▶ Atropin: 0,5 mg |

| Schwangerschaft | 1. Trimenon | 2. Trimenon | 3. Trimenon |
|---|---|---|---|
| | ✓ | ✓ | (✓) |

| | |
|---|---|
| Stillzeit | im Notfall keine Einschränkung |
| Praxistipp | Diazepam besitzt eine sehr lange Halbwertszeit und macht eine direkte Untersuchung im Krankenhaus nur bedingt möglich. Zur frühen neurologischen Beurteilbarkeit eignen sich eher kurzwirksame Benzodiazepine (z.B. Midazolam). |

# DIMENHYDRINAT

**dimenhyDRINAT**
_____ mg/ml

| | |
|---|---|
| Handelsname | Vomex A® |
| Applikationsformen | 1 Amp. à 10 ml = 62 mg Dimenhydrinat (6,2 mg/ml) |
| Verdünnungsvorschlag | pur |
| Dosis | ½ Ampulle (31 mg) als Bolus i.v. + <br> ½ Ampulle (31 mg) per Infusion |
| Pharmakodynamik | Wirkung: Hemmung des $H_1$-Rezeptors im Brechzentrum |
| | Wirkeintritt: 5–10 min |
| | Wirkdauer: 3–6 h |
| | extrarenale Elimination (Q0): > 70% |
| Indikationen | starke Übelkeit und Erbrechen |
| Kontraindikation | akuter Asthmaanfall |
| | Long-QT-Syndrom |
| Nebenwirkungen | Schläfrigkeit |
| | Verlängerung der QT-Zeit |
| | ▶ bei Kammerflimmern Defibrillation |

| Schwangerschaft | 1. Trimenon | 2. Trimenon | 3. Trimenon |
|---|---|---|---|
| | ✓ | ✓ | ✗ |

| | |
|---|---|
| Stillzeit | im Notfall keine Einschränkung |
| Praxistipp | Dimenhydrinat sollte nicht bei der allergischen Reaktion eingesetzt werden, da es die Wirkung von anderen Antihistaminika reduzieren kann. Die Auftrennung in „halb und halb" dient der Dosisbegrenzung. Sehr hohe Dosen (400 mg) haben eine halluzinogene Wirkung. |

## DIMETINDEN

**Dimetinden**
1 mg/ml

| | |
|---|---|
| Handelsname | Fenistil® |
| Applikationsformen | 1 Amp. à 4 ml = 4 mg Dimetinden (1 mg/ml) |
| Verdünnungsvorschlag | pur |
| Dosis | 4 mg i.v. |
| Pharmakodynamik | Wirkung: Blockade des $H_1$-Rezeptors |
| | Wirkeintritt: 15–20 min |
| | Wirkdauer: 3–4 h |
| | extrarenale Elimination (Q0): 90% |
| Indikationen | anaphylaktische Reaktion |
| Kontraindikation | Engwinkelglaukom |
| Nebenwirkungen | Schwindel |
| | Sedierung |
| | steigender Augeninnendruck |
| Schwangerschaft | 1. Trimenon ✓   2. Trimenon ✓   3. Trimenon ✓ |
| Stillzeit | im Notfall keine Einschränkung |
| Praxistipp | Aufgrund der langen Anschlagszeit sind Antihistaminika nicht Mittel der ersten Wahl bei der Behandlung der Anaphylaxie. Dennoch sollten $H_1$- und $H_2$-Blocker möglichst in frühen Stadien (Grad I) und ggf. zur späteren Stabilisierung eingesetzt werden. |

# Fentanyl (BtM)

**fentaNYL**
_____ mg/ml

| | |
|---|---|
| Handelsname | Fentanyl®-Janssen |
| Applikationsformen | 1 Amp. à 10 ml = 0,5 mg Fentanyl (50 μg/ml) |
| Verdünnungsvorschlag | pur |
| Dosis | 🔵 Analgesie: 1–3 μg/kg i.v. oder i.n. |
| | 🟢 Narkoseeinleitung: 2–5 μg/kg i.v. |
| | 🟠 repetitiv: 1–3 μg/kg i.v. |
| Pharmakodynamik | Wirkung: Stimulation zentraler Opioid-Rezeptoren |
| | Wirkeintritt: 2–3 min |
| | hypnotische Wirkdauer: 10 min |
| | analgetische Wirkdauer: 20–30 min |
| | extrarenale Elimination (Q0): 95% |
| Indikationen | 🔵 starke und stärkste Schmerzen |
| | 🟢 Analgosedierung |
| | 🟠 Analgesie zur Narkose |
| Kontraindikation | keine |
| Nebenwirkungen | **Vigilanzminderung** |
| | **Atemdepression bis Apnoe** |
| | ▶ Sauerstoffgabe, ggf. Beatmung |
| | 🔵 ▶ ggf. Antagonisierung mit Naloxon (Narcanti®): 0,4 mg titriert |
| | **Hypotonie** |
| | ▶ Schocklage |
| | 🔵 ▶ Volumensubstitution: 500 ml VE-Lösung |
| | 🟠 ▶ Akrinor®: ½–1 Ampulle |
| | **Bradykardie** |
| | 🔵 ▶ Atropin: 0,5 mg |
| | **Übelkeit, Erbrechen** |
| | 🔵 ▶ Dimenhydrinat (Vomex A®): ½ Ampulle i.v. + ½ Ampulle ad inf. |

| Schwangerschaft | 1. Trimenon | 2. Trimenon | 3. Trimenon |
|---|---|---|---|
| | ✓ | ✓ | (✓) |
| | strenge Indikationsstellung während der Schwangerschaft | | |

| | |
|---|---|
| Stillzeit | im Notfall keine Einschränkung |
| Praxistipp | Fentanyl kann wie alle anderen Opioide auch nasal verabreicht werden (Off-Label-Use). Somit kann bei fehlendem Zugang auch eine Analgesie per i.n. Gabe erfolgen. Vorsichtige Anwendung bei Patienten mit Schock und Asthma bronchiale. |

# FUROSEMID

fURosemid
_____ mg/ml

| | |
|---|---|
| Handelsname | Lasix® |
| Applikationsformen | 1 Amp. à 2 ml = 20 mg Furosemid (10 mg/ml) |
| Verdünnungsvorschlag | pur |
| Dosis | 20 – 40 mg i.v. |
| Pharmakodynamik | Wirkung: Hemmung des $Na^+$-$K^+$-$2Cl^-$-Cotransports in der Henle-Schleife der Niere |
| | Wirkeintritt: 2 – 15 min |
| | Wirkdauer: 6 h |
| | extrarenale Elimination (Q0): 30% |
| Indikationen | Lungenödem |
| Kontraindikation | Nierenversagen mit Anurie |
| | Hypokaliämie |
| | Hypovolämie |
| Nebenwirkungen | Hypokaliämie ($K^+$-Verlust) |
| | metabolische Alkalose ($H^+$-Verlust) |
| | Hypotonie |
| | ▶ Schocklage |
| | ▶ Volumensubstitution: 500 ml VE-Lösung |
| | ▶ Akrinor®: ½ – 1 Ampulle |

| Schwangerschaft | 1. Trimenon | 2. Trimenon | 3. Trimenon |
|---|---|---|---|
| | (✓) | (✓) | (✓) |
| | strenge Indikationsstellung während der Schwangerschaft | | |

| | |
|---|---|
| Stillzeit | im Notfall keine Einschränkung |
| Praxistipp | Bei Patienten ohne Dauerkatheter sollte aus organisatorischen Gründen die Indikation zur präklinischen Gabe streng gestellt werden. Dosen oberhalb von 40 mg Einzelbolus erhöhen hauptsächlich die Toxizität, kaum aber die Diurese. |

## GLUCOSE

> **Glucose**
> _____ %

| | |
|---|---|
| **Handelsname** | G40, G5 |
| **Applikationsformen** | 1 Flasche à 100 ml mit 5%: 5 g Glucose (G5) |
| | 1 Amp. à 10 ml mit 40%: 4 g Glucose (G40) |
| **Verdünnungsvorschlag** | pur |
| **Dosis** | 10 g Glukose (1 Broteinheit) heben den BZ um 30–40 mg/dl (1,7 mmol/l) an. |
| **Pharmakodynamik** | Wirkung: Anhebung des Blutzuckerspiegels |
| | Wirkeintritt: 2–4 min |
| | Wirkdauer: 20 min |
| | extrarenale Elimination (Q0): entfällt |
| **Indikationen** | Hypoglykämie |
| **Kontraindikation** | Hyperglykämie |
| **Nebenwirkungen** | Venenreizung |
| **Schwangerschaft** | 1. Trimenon ✓    2. Trimenon ✓    3. Trimenon ✓ |
| **Stillzeit** | im Notfall keine Einschränkung |
| **Praxistipp** | Da es bei der intravenösen Gabe von Glukose zu einer osmotischen Venenreizung kommt, sollten hoch konzentrierte Lösungen nur mit viel Spülung über große periphere Venen verabreicht werden. Aufgrund der raschen Umverteilung muss der Blutzucker durch wiederholte Messungen kontrolliert werden. |

# Heparin

**Heparin** _____ I.E./ml

| | |
|---|---|
| Handelsname | Heparin-ratiopharm® |
| Applikationsformen | 1 Amp. à 0,2 ml = 5.000 I.E. Heparin (25.000 I.E./ml) |
| | 1 Amp. à 5 ml = 25.000 I.E. Heparin (5.000 I.E./ml) |
| Verdünnungsvorschlag | 5.000 I.E. Heparin auf 5 ml: 1.000 I.E./ml |
| Dosis | 5.000 I.E. i.v. |
| Pharmakodynamik | Wirkung: Hemmung der Gerinnungsfaktoren XIIa, XIa, Xa, VIIa, IIa |
| | Wirkeintritt: 2–3 min |
| | Wirkdauer: 6 h |
| | extrarenale Elimination (Q0): 80% |
| Indikationen | akutes Koronarsyndrom |
| | akute Lungenembolie |
| | tiefe Bein-/Beckenthrombose |
| Kontraindikation | frische Blutungsquellen |
| | Trauma/SHT |
| | angeborene Gerinnungsstörungen |
| | bekannte Heparin-induzierte Thrombozytopenie (HIT) Typ II |
| Nebenwirkungen | Erhöhung der Blutungsneigung |

| Schwangerschaft | 1. Trimenon | 2. Trimenon | 3. Trimenon |
|---|---|---|---|
| | ✓ | ✓ | ✓ |

| | |
|---|---|
| Stillzeit | im Notfall keine Einschränkung |
| Praxistipp | Für Heparin existiert mit Protamin ein Antidot, sodass bei fehlerhafter Gabe eine Antagonisierung in der Klinik möglich ist. |

# IBUPROFEN

**Ibuprofen**
_____ mg

| | |
|---|---|
| Handelsname | Aktren®, Dolgit®, Nurofen® |
| Applikationsformen | 1 Tablette = 400/600/800 mg Ibuprofen |
| Verdünnungsvorschlag | pur |
| Dosis | 400–600 mg p.o. (max. Tagesdosis: 2.400 mg) |
| Pharmakodynamik | Wirkung: Hemmung der Prostaglandinsynthese |
| | Wirkeintritt: 30 min |
| | Wirkdauer: 6–8 h |
| | extrarenale Elimination (Q0): 100% |
| Indikationen | leichte bis mittlere Schmerzen |
| Kontraindikation | bekanntes Asthma nach Analgetika-Einnahme (z.B. ASS) |
| | schwere Leber- oder Nierenfunktionsstörung |
| | schwere Herzinsuffizienz |
| | Schwangerschaft |
| Nebenwirkungen | **Asthmaanfall** |
| | ▶ Sauerstoffgabe |
| | ▶ Salbutamol: 2–4 Phiolen (2,5–5 mg) inhalativ |
| | ▶ Ipratropiumbromid (Atrovent®): 1 Phiole (0,5 mg) inhalativ |
| | **Hypotonie** |
| | ▶ Schocklage |
| | ▶ Volumensubstitution: 500 ml VE-Lösung |
| | ▶ Akrinor®: ½–1 Ampulle |
| | **Übelkeit, Erbrechen** |
| | ▶ Dimenhydrinat (Vomex A®): ½ Ampulle i.v. + ½ Ampulle ad inf. |

| Schwangerschaft | 1. Trimenon | 2. Trimenon | 3. Trimenon |
|---|---|---|---|
| | ✓ | ✓ | ✗ |

| | |
|---|---|
| Stillzeit | im Notfall keine Einschränkung |
| Praxistipp | Die Tabletten lassen sich bei Bedarf zu einem Saft suspendieren. Ibuprofen und Paracetamol sind die beiden Analgetika der Wahl in der Stillzeit. |

# IPRATROPIUMBROMID

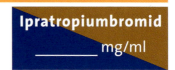

| | | |
|---|---|---|
| Handelsname | | Atrovent® |
| Applikationsformen | | 1 Phiole à 2 ml = 0,5 mg Ipratropiumbromid |
| Verdünnungsvorschlag | | pur |
| Dosis | ♦ | 1 Phiole (0,5 mg) per Verneblermaske |
| Pharmakodynamik | | Wirkung: Kompetitiver Antagonist am m-Cholinrezeptor |
| | | Wirkeintritt: 30 sec |
| | | Wirkdauer: 3–4 h |
| | | extrarenale Elimination (Q0): 70% |
| Indikationen | ♦ | Asthmaanfall |
| | ♦ | exazerbierte COPD |
| Kontraindikation | | Tachykardie (HF > 140/min) |
| | | frischer Herzinfarkt |
| Nebenwirkungen | | Tachykardie, Arrhythmie |
| | | Tremor, Unruhe, Herzklopfen |
| | | Übelkeit, Schwitzen, Schwindel |
| | | Hyperglykämie, Tokolyse |

| Schwangerschaft | 1. Trimenon | 2. Trimenon | 3. Trimenon |
|---|---|---|---|
| | ✓ | ✓ | ✓ |

| | |
|---|---|
| Stillzeit | im Notfall keine Einschränkung |
| Praxistipp | Patienten mit bekanntem Asthma/COPD haben oftmals schon Salbutamol ohne Symptombesserung eingenommen. Bei diesen Patienten sollte direkt zusätzlich zum Salbutamol auch Ipratropiumbromid vernebelt werden. Beim kardialen Risikopatienten verschlechtert Ipratropiumbromid das Überleben. |

# (Es-)Ketamin

**esKETAmin**
_____ mg/ml

| | |
|---|---|
| Handelsname | Ketanest®, Ketanest® S |
| Applikationsformen | 1 Amp. à 2 ml = 100 mg Ketamin (50 mg/ml) |
| | 1 Amp. à 5 ml = 50 mg Ketamin (10 mg/ml) |
| | 1 Injektionsflasche à 20 ml = 100 mg Esketamin (5 mg/ml) |
| Verdünnungsvorschlag | möglichst auf 5 mg/ml verdünnen |
| Dosis | Angaben für Ketamin (Esketamin = ½ Dosis Ketamin) |
| | Analgesie: 0,25–1 mg/kg KG i.v.; 0,5–2 mg/kg KG i.m. |
| | Narkoseeinleitung: 1–2 mg/kg KG i.v.; 4–6 mg/kg KG i.m. |
| Pharmakodynamik | Wirkung: Blockierung des NMDA-Rezeptors, Wirkung an Opioid- und GABA-Rezeptor |
| | Wirkeintritt: 30 sec–1 min (i.v.); 2–10 min (i.m.) |
| | Wirkdauer: 15 min (Narkose); 40–60 min (Analgesie) |
| | extrarenale Elimination (Q0): 100% |
| Indikationen | starke bis sehr starke Schmerzen |
| | Narkoseeinleitung |
| | Co-Medikation beim Status asthmaticus (nur Ketamin) |
| Kontraindikation | Tachykardie (HF > 140/min) |
| | frischer Herzinfarkt |
| Nebenwirkungen | **Atemdepression bei schneller Injektion** |
| | ▶ Sauerstoffgabe, ggf. Beatmung |
| | **Blutdruck- und Frequenzanstieg** |
| | **Halluzinationen** |
| | ▶ Midazolam (Dormicum®): 1–2 mg i.v., ggf. Dosistitration mit 1 mg alle 2 min bis max. Dosis 5 mg |
| Schwangerschaft | passiert die Plazenta und kann beim Neugeborenen zum Atemstillstand führen |
| Stillzeit | Für Ketamin existieren keine Daten zur Anwendung in der Stillzeit. |
| Praxistipp | Sowohl Ketamin als auch Esketamin können heftige Halluzinationen hervorrufen, sodass sich bei beiden Medikamenten die Co-Medikation mit einem Benzodiazepin (z.B. Midazolam) empfiehlt. Beim Status asthmaticus kann die Applikation von 10 mg Ketamin i.v. zu einer Bronchodilatation mit Verbesserung der Dyspnoe führen. |

# LIDOCAIN

**Lidocain 2%**
_____ mg/ml

| | | |
|---|---|---|
| Handelsname | | Xylocain® |
| Applikationsformen | | 1 Amp. à 5 ml mit 2% = 100 mg Lidocain (20 mg/ml) |
| Verdünnungs-vorschlag | | pur |
| Dosis | 🔹 | Lokalanästhesie: 2 ml (40 mg) i.o. |
| | 🔸 | Kreislaufstillstand: 100 mg i.v. |
| Pharmakodynamik | | Wirkung: Blockierung der spannungsabhängigen Natrium-Kanäle |
| | | Wirkeintritt: 2–3 min |
| | | Wirkdauer: 30 min–2 h |
| | | extrarenale Elimination (Q0): 95% |
| Indikationen | 🔹 | Lokalanästhesie bei i.o. Zugang |
| | 🔸 | Kreislaufstillstand (als Ersatz für Amiodaron) |
| Kontraindikation | | Bradykardie, AV-Block II. und III. Grades |
| | | Hypotonie, dekompensierte Herzinsuffizienz |
| | | Allergien gegen Lokalanästhetika vom Amid-Typ |
| Nebenwirkungen | | **Bradykardie** |
| | 🔹 | ▶ Atropin: 0,5 mg |
| | | **Hypotonie** |
| | | ▶ Schocklage |
| | 🔹 | ▶ Volumensubstitution: 500 ml VE-Lösung |
| | 🔸 | ▶ Akrinor®: ½–1 Ampulle |
| | | **Schwindel** |
| | | **Krampfanfall** |
| | 🔹 | ▶ Midazolam (Dormicum®): 5 mg i.v., ggf. Dosistitration mit 5 mg alle 2 min bis max. Dosis 15 mg |

| Schwangerschaft | 1. Trimenon | 2. Trimenon | 3. Trimenon |
|---|---|---|---|
| | (✓) | (✓) | (✓) |
| | Lidocain 2% ist für die Anwendung während der Schwangerschaft nicht zugelassen. Dennoch existieren gute Erfahrungswerte, die im Notfall einen Einsatz nach kritischer Abwägung der Vor- und Nachteile ermöglichen. | | |

| | |
|---|---|
| Stillzeit | im Notfall keine Einschränkung |
| Praxistipp | Zur Lokalanästhesie bei i.o. Zugängen empfiehlt sich die Gabe von 2 ml 2% Lidocain und das Abwarten der Anschlagszeit (30 Sekunden) vor dem Aufdilatieren des Knochenmarks. Als Warnzeichen einer akuten Intoxikation gelten: metallischer Geschmack und perorales Kribbeln. |

# LORAZEPAM

**LORazepam** _____ mg/ml

| | |
|---|---|
| Handelsname | Tavor® |
| Applikationsformen | 1 Plättchen Expidet = 1 oder 2,5 mg Lorazepam |
| | 1 Amp. à 1 ml = 2 mg Lorazepam (2 mg/ml) |
| Verdünnungsvorschlag | pur |
| Dosis | Erwachsene: 2–4 mg i.v.; 2,5 mg bukkal |
| | Kinder: 0,05 mg/kg KG i.v. |
| Pharmakodynamik | Wirkung: Verstärkung der GABA-ergen Wirkung |
| | Wirkeintritt: 1–4 min (i.v.); 10–30 min (bukkal) |
| | Wirkdauer: 5–9 h |
| | extrarenale Elimination (Q0): 100% |
| Indikationen | Status epilepticus |
| | (Fieber-)Krampfanfall |
| | Sedierung |
| | Erregungszustände |
| Kontraindikation | bekannte paradoxe Reaktion |
| | Schlafapnoe-Syndrom |
| Nebenwirkungen | **Vigilanzminderung** |
| | **Atemdepression bis Apnoe** |
| | ▶ Sauerstoffgabe, ggf. Beatmung |
| | ▶ ggf. Antagonisierung mit Flumazenil (Anexate): 0,2 mg |
| | **Hypotonie** |
| | ▶ Schocklage |
| | ▶ Volumensubstitution: 500 ml VE-Lösung |
| | ▶ Akrinor®: ½–1 Ampulle |
| | **Bradykardie** |
| | ▶ Atropin: 0,5 mg |

| Schwangerschaft | 1. Trimenon | 2. Trimenon | 3. Trimenon |
|---|---|---|---|
| | (✓) | (✓) | (✓) |
| | strenge Indikationsstellung während der Schwangerschaft | | |

| | |
|---|---|
| Stillzeit | im Notfall keine Einschränkung |
| Praxistipp | Posttraumatische Belastungen lassen sich mit der Gabe von Benzodiazepinen nicht therapieren, sondern nur verschieben. Besonders die bukkale Darreichungsform eignet sich bei Patienten ohne i.v. Zugang. |

## METAMIZOL

**Metamizol**
_____ mg/ml

| | | |
|---|---|---|
| Handelsname | | Novalgin® |
| Applikationsformen | | 1 Amp. à 2 ml = 1 g Metamizol (0,5 g/ml) |
| | | 1 Amp. à 5 ml = 2,5 g Metamizol (0,5 g/ml) |
| Verdünnungsvorschlag | | als Kurzinfusion (z.B. 100 ml NaCl) |
| Dosis | ▲ | 1–2 g als Kurzinfusion über 20 min i.v. |
| Pharmakodynamik | | Wirkung: reversible Hemmung der peripheren und zentralen Cyclooxygenase (COX) |
| | | Wirkeintritt: 20–30 min |
| | | Wirkdauer: 4 h |
| | | extrarenale Elimination (Q0): 100% |
| Indikationen | ▲ | mittlere bis starke Schmerzen |
| | ▲ | Fiebersenkung |
| Kontraindikation | | bekanntes Asthma nach Analgetika-Einnahme (z.B. ASS) |
| | | Allergie gegen Metamizol oder andere Analgetika (Diclofenac, Ibuprofen) |
| | | Störungen der Knochenmarkfunktion (z.B. nach Zytostatikabehandlung) |
| | | Glukose-6-Phosphat-Dehydrogenasemangel ▶ Hämolyse |
| | | Schwangerschaft |
| Nebenwirkungen | | **Agranulozytose, Thrombozytopenie** |
| | | **schwere allergische Reaktion/Anaphylaxie** |
| | | ▶ Schocklage |
| | ▲ | ▶ Volumensubstitution: 500–1.000 ml VE-Lösung |
| | ⊘ | ▶ Akrinor®: ½–1 Ampulle |
| | ▲ | ▶ ggf. Adrenalin: 10–20(–50) µg |
| | ▲ | ▶ Clemastin (Tavegil®): 2 mg o. Dimetinden (Fenistil®): 4 mg |
| | | **Asthmaanfall** |
| | | ▶ Sauerstoffgabe |
| | ▲ | ▶ Salbutamol: 2–4 Phiolen (2,5–5 mg) inhalativ |
| | ▲ | ▶ Ipratropiumbromid (Atrovent®): 1 Phiole (0,5 mg) inhalativ |
| Schwangerschaft | | 1. Trimenon ✗    2. Trimenon ✗    3. Trimenon ✗ |
| Stillzeit | | In der Stillzeit sollte die Anwendung von Paracetamol oder Ibuprofen bevorzugt werden. Die einmalige Gabe von Metamizol in der Stillzeit ist möglich. |
| Praxistipp | | Da Metamizol sowohl analgetisch als auch spasmolytisch wirkt, kann es bei Koliken gut eingesetzt werden. Metamizol darf bei bekanntem Asthma nicht verwendet werden und sollte als Kurzinfusion immer über 20 Minuten laufen (keine direkte Gabe von Metamizol aus der Spritze). |

# METOCLOPRAMID

**MetoCloPramid**
_____ mg/ml

| | |
|---|---|
| Handelsname | MCP®, Paspertin® |
| Applikationsformen | 1 Amp. à 2 ml = 10 mg Metoclopramid (5 mg/ml) |
| Verdünnungsvorschlag | 10 mg Metoclopramid auf 10 ml: 1 mg/ml |
| Dosis | 10 mg i.v. langsam über mindestens 3 min |
| Pharmakodynamik | Wirkung: Blockade der zentralen Dopamin-Rezeptoren |
| | Wirkeintritt: 5–10 min |
| | Wirkdauer: 4–6 h |
| | extrarenale Elimination (Q0): 30% |
| Indikationen | starke Übelkeit und Erbrechen |
| Kontraindikation | Epilepsie |
| | Morbus Parkinson |
| | Ileus |
| Nebenwirkungen | Bradykardie |
| | ▶ Atropin: 0,5 mg |
| | Auslösung eines Parkinsonanfalls |
| | Vigilanzminderung |
| | Senkung der Krampfschwelle |

| Schwangerschaft | 1. Trimenon | 2. Trimenon | 3. Trimenon |
|---|---|---|---|
| | ✓ | ✓ | ✓ |

| | |
|---|---|
| Stillzeit | im Notfall keine Einschränkung |
| Praxistipp | Aufgrund der beschleunigten Magenentleerung eignet sich MCP besonders bei alkoholbedingter Übelkeit. |

## MIDAZOLAM

**Midazolam**
_____ mg/ml

| | | |
|---|---|---|
| Handelsname | | Dormicum® |
| Applikationsformen | | 1 Amp. à 5 ml = 5 mg Midazolam (1 mg/ml) |
| | | 1 Amp. à 3 ml = 15 mg Midazolam (5 mg/ml) |
| Verdünnungsvorschlag | | 5 mg/5-ml-Ampulle: pur |
| | | 15 mg/3-ml-Ampulle: 15 mg Midazolam auf 15 ml: 1 mg/ml |
| Dosis | 🔺 | Status epilepticus: 0,1 mg/kg KG i.v.; 0,2 mg/kg KG i.n. |
| | ⬤ | Narkoseeinleitung: 0,15–0,3 mg/kg KG i.v. |
| | ⬤ | Narkosefortführung: Boli à 3–5 mg |
| Pharmakodynamik | | Wirkung: Verstärkung der GABA-ergen Wirkung |
| | | Wirkeintritt: 1–2 min (i.v.); 2–4 min (i.n.) |
| | | Wirkdauer: 45 min |
| | | extrarenale Elimination (Q0): 100% |
| Indikationen | 🔺 | Status epilepticus |
| | 🔺 | (Fieber-)Krampfanfall |
| | 🔺 | Sedierung |
| | 🔺 | Erregungszustände |
| | ⬤ | Narkoseeinleitung |
| | ⬤ | Narkosefortführung |
| Kontraindikation | | bekannte paradoxe Reaktion |
| | | Schlafapnoe-Syndrom |
| Nebenwirkungen | | **Vigilanzminderung** |
| | | **Atemdepression bis Apnoe** |
| | | ▶ Sauerstoffgabe, ggf. Beatmung |
| | ⬤ | ▶ ggf. Antagonisierung mit Flumazenil (Anexate): 0,2 mg |
| | | **Hypotonie** |
| | | ▶ Schocklage |
| | 🔺 | ▶ Volumensubstitution: 500 ml VE-Lösung |
| | ⬤ | ▶ Akrinor®: ½–1 Ampulle |
| | | **Bradykardie** |
| | 🔺 | ▶ Atropin: 0,5 mg |

| | 1. Trimenon | 2. Trimenon | 3. Trimenon |
|---|---|---|---|
| Schwangerschaft | (✓) | (✓) | (✓) |
| | strenge Indikationsstellung während der Schwangerschaft | | |
| Stillzeit | im Notfall keine Einschränkung | | |
| Praxistipp | Da Midazolam ein kurzwirksames Benzodiazepin ist, sind Patienten bereits nach ein bis zwei Stunden wieder neurologisch beurteilbar. Um bei nasaler Applikation einen ausreichenden Wirkspiegel zu erreichen, muss das konzentrierte Midazolam (15 mg/3 ml) verwendet werden. Beim Erwachsenen erfolgt die nasale Gabe von je 1 ml pro Nasenloch, bei Kindern von 0,2 mg/kg KG bis max. 10 mg, verteilt auf beide Nasenlöcher. | | |

## Morphin (BtM)

**Morphin** _____ mg/ml

| | | |
|---|---|---|
| Handelsname | | MSI® |
| Applikationsformen | | 1 Amp. à 1 ml = 10 mg Morphin (10 mg/ml) |
| Verdünnungsvorschlag | | 10 mg Morphin auf 10 ml: 1 mg/ml |
| Dosis | 🔻 | Boli von 2–3 mg i.v. |
| Pharmakodynamik | | Wirkung: Stimulation zentraler Opioid-Rezeptoren |
| | | Wirkeintritt: ca. 5–10 min |
| | | Wirkdauer: 3–5 h |
| | | extrarenale Elimination (Q0): 90% (aktive Metabolite: 30%) |
| Indikationen | 🔻 | starke und stärkste Schmerzen |
| | 🔻 | akutes Koronarsyndrom (zur Analgesie) |
| Kontraindikation | | Asthma bronchiale |
| Nebenwirkungen | | **Vigilanzminderung** |
| | | **Atemdepression bis Apnoe** |
| | 🔻 | ▶ Sauerstoffgabe, ggf. Beatmung |
| | | ▶ ggf. Antagonisierung mit Naloxon (Narcanti®): 0,4 mg titriert |
| | | **Hypotonie** |
| | | ▶ Schocklage |
| | 🔻 | ▶ Volumensubstitution: 500 ml VE-Lösung |
| | 🚫 | ▶ Akrinor®: ½–1 Ampulle |
| | | **Bradykardie** |
| | 🔻 | ▶ Atropin: 0,5 mg |
| | | **Übelkeit, Erbrechen** |
| | 🔻 | ▶ Dimenhydrinat (Vomex A®): ½ Ampulle i.v. + ½ Ampulle ad inf. |

| | 1. Trimenon | 2. Trimenon | 3. Trimenon |
|---|---|---|---|
| Schwangerschaft | ✓ | ✓ | ✓ |
| | strenge Indikationsstellung während der Schwangerschaft | | |

| | |
|---|---|
| Stillzeit | im Notfall keine Einschränkung |
| Praxistipp | Da Morphin eine sedierende Wirkung hat, kann es besonders bei älteren Patienten zu deutlichen Vigilanzminderungen führen. Hier empfiehlt sich eine vorsichtige Dosierung. |

# NALOXON

**Naloxon**
_____ mg/ml

| | | |
|---|---|---|
| Handelsname | | Narcanti® |
| Applikationsformen | | 1 Amp. à 1 ml = 0,4 mg Naloxon (0,4 mg/ml) |
| Verdünnungsvorschlag | | 0,4 mg Naloxon auf 4 ml: 0,1 mg/ml |
| Dosis | ◆ | 0,8 mg i.v. langsam titriert |
| | ◆ | 0,8–2 mg i.n. (pur) |
| Pharmakodynamik | | Wirkung: kompetitive Antagonisierung der Opioid-Rezeptoren |
| | | Wirkeintritt: 1–2 min |
| | | Wirkdauer: 30–45 min, cave: Rebound |
| | | extrarenale Elimination (Q0): 100% |
| Indikationen | ◆ | Intoxikation mit Opiaten |
| Kontraindikation | | keine |
| Nebenwirkungen | | **kurze Wirkdauer ▶ Rebound-Phänomen** |
| Schwangerschaft | | Für Naloxon existieren keine Daten zur Anwendung in der Schwangerschaft. |
| Stillzeit | | Für Naloxon existieren keine Daten zur Anwendung in der Stillzeit. |
| Praxistipp | | Bei schlechten Venenverhältnissen kann Naloxon sowohl i.m. als auch nasal verabreicht werden. Bei der nasalen Gabe wird pro Nasenloch eine Ampulle unverdünnt verabreicht. Aufgrund der vergleichsweise kurzen Wirkdauer müssen Patienten nach Antagonisierung überwacht werden, da es zu einem Rebound-Phänomen kommen kann. |

## NITRATE

**GlycerolTriNitrat**
_____ mg/ml

| | | |
|---|---|---|
| Handelsname | | Nitrolingual® |
| Applikationsformen | | 1 Sprühstoß = 0,4 mg Glyceroltrinitrat |
| Verdünnungs-vorschlag | | pur |
| Dosis | ♦ | 1 Hub (0,4 mg) sublingual |
| Pharmakodynamik | | Wirkung: Vasodilatation durch Abgabe von Stickstoffmonoxid (NO) |
| | | Wirkeintritt: 1–3 min |
| | | Wirkdauer: 2–4 min |
| | | extrarenale Elimination (Q0): 100% |
| Indikationen | ♦ | Lungenödem |
| | ♦ | akutes Koronarsyndrom (zur Analgesie) |
| | ♦ | Blutdrucksenkung (bei begleitenden kardialen Symptomen) |
| Kontraindikation | | Hypotonie |
| | | Rechtsherzbelastung (pulmonale Hypertonie, COPD) |
| | | Rechtsherzinfarkt |
| | | Einnahme von PDE-5-Inhibitoren (Revatio®, Viagra®) |
| Nebenwirkungen | | **Hypotonie** |
| | | ▶ Schocklage |
| | ♦ | ▶ Volumensubstitution: 500 ml VE-Lösung |
| | ♦ | ▶ Akrinor®: ½–1 Ampulle |
| | | **Reflextachykardie** |
| | | **Synkope, Kopfschmerzen** |

| Schwangerschaft | 1. Trimenon | 2. Trimenon | 3. Trimenon |
|---|---|---|---|
| | ✓ | ✓ | ✓ |

| | |
|---|---|
| Stillzeit | im Notfall keine Einschränkung |
| Praxistipp | Aufgrund der Nebenwirkungen und der Kontraindikationen sollte die Gabe von Nitraten gut abgewogen werden. Besonders bei der Anwendung zur Analgesie beim akuten Koronarsyndrom überwiegen oftmals die Nachteile, da eine Analgesie auch mit Morphin durchgeführt werden kann. Nitrate sind nicht für die Differenzierung der Angina pectoris vom Herzinfarkt zugelassen. Eine Verwendung zur Differenzierung der Angina pectoris vom Herzinfarkt stellt ebenso wie die Gabe bei der Hypertonie ohne kardiale Begleiterscheinungen einen Off-Label-Use dar und ist nicht zugelassen. Der aktuell am häufigsten eingenommene PDE-5-Inhibitor ist Revatio® zur Behandlung von pulmonaler Hypertonie. |

# NITRENDIPIN

**Nitrendipin** _____ mg/ml

| | |
|---|---|
| Handelsname | Bayotensin® akut |
| Applikationsformen | 1 Phiole à 1 ml = 5 mg Nitrendipin |
| Verdünnungsvorschlag | pur |
| Dosis | 1 Phiole (5 mg) p.o. |
| Pharmakodynamik | Wirkung: Vasodilatation durch Hemmung des Kalziumeinstroms |
| | Wirkeintritt: 20–30 min |
| | Wirkdauer: 12 h |
| | extrarenale Elimination (Q0): 33% |
| Indikationen | hypertensive Entgleisung |
| Kontraindikation | Hypotonie |
| | akutes Koronarsyndrom |
| | Herzinfarkt in den letzten vier Wochen |
| | dekompensierte Herzinsuffizienz |
| Nebenwirkungen | **Kopfschmerzen** |
| | **Angina pectoris** |
| | **Hypotonie** |
| | ▶ Schocklage |
| | ▶ Volumensubstitution: 500 ml VE-Lösung |
| | ▶ Akrinor®: ½–1 Ampulle |

| Schwangerschaft | 1. Trimenon | 2. Trimenon | 3. Trimenon |
|---|---|---|---|
| | ✗ | ✗ | ✗ |

| | |
|---|---|
| Stillzeit | Für Nitrendipin existieren keine Daten zur Anwendung in der Stillzeit. |
| Praxistipp | Im Gegensatz zu den Nitraten besitzt Nitrendipin ein breites Anwendungsspektrum und kann ebenfalls bei noch nicht vorhandenem i.v. Zugang oral appliziert werden. Die Steuerbarkeit der Substanz ist eingeschränkt (mit der Gefahr einer unkalkulierbaren Wirkung), sodass ein Einsatz kritisch abgewogen werden muss. |

# Paracetamol

```
┌─────────────────────────┐
│   **Paracetamol**       │
│                         │
│   _____ mg          │
└─────────────────────────┘
```

| | |
|---|---|
| Handelsname | Perfalgan®, Ben-u-ron® |
| Applikationsformen | 1 Tablette = 500 mg Paracetamol |
| | 1 Flasche à 100 ml = 1.000 mg Paracetamol (10 mg/ml) |
| Verdünnungsvorschlag | pur |
| Dosis | 500–1.000 mg p.o. oder i.v. über 15 min |
| Pharmakodynamik | Wirkung: vermutlich Wechselwirkung mit dem Endocannabinoid- oder Serotoninsystem |
| | Wirkeintritt: 5–10 min (i.v.); 30 min (p.o.) |
| | Wirkdauer: 4–6 h |
| | extrarenale Elimination (Q0): 100% |
| Indikationen | leichte bis mittlere Schmerzen |
| Kontraindikation | Leberinsuffizienz |
| Nebenwirkungen | **Lebernekrose (ab 7 g/d)** |
| | **Hypotonie** |
| | ▶ Schocklage |
| | ▶ Volumensubstitution: 500 ml VE-Lösung |
| | ▶ Akrinor®: ½–1 Ampulle |
| Schwangerschaft | 1. Trimenon ✓    2. Trimenon ✓    3. Trimenon ✓ |
| Stillzeit | im Notfall keine Einschränkung |
| Praxistipp | Die Anwendung von Paracetamol in handelsüblichen Dosierungen ist sicher. 500 mg Paracetamol decken den Analgetika-Bedarf eines 50-kg-Patienten. |

# Piritramid (BtM)

**PIRI**tramid
_____ mg/ml

| | | |
|---|---|---|
| Handelsname | | Dipidolor® |
| Applikationsformen | | 1 Amp. à 2 ml = 15 mg Piritramid (7,5 mg/ml) |
| Verdünnungs-vorschlag | | 15 mg Piritramid auf 15 ml: 1 mg/ml |
| Dosis | ♦ | Boli von 3–5 mg i.v. |
| Pharmakodynamik | | Wirkung: Stimulation zentraler Opioid-Rezeptoren |
| | | Wirkeintritt: ca. 5 min |
| | | Wirkdauer: 4–6 h |
| | | extrarenale Elimination (Q0): 100% |
| Indikationen | ♦ | starke und stärkste Schmerzen |
| Kontraindikation | | keine |
| Nebenwirkungen | | **Vigilanzminderung** |
| | | **Atemdepression bis Apnoe** |
| | ♦ | ▶ Sauerstoffgabe, ggf. Beatmung |
| | | ▶ ggf. Antagonisierung mit Naloxon (Narcanti®): 0,4 mg titriert |
| | | **Hypotonie** |
| | | ▶ Schocklage |
| | ♦ | ▶ Volumensubstitution: 500 ml VE-Lösung |
| | ⊛ | ▶ Akrinor®: ½–1 Ampulle |
| | | **Bradykardie** |
| | ♦ | ▶ Atropin: 0,5 mg |
| | | **Übelkeit, Erbrechen** |
| | ♦ | ▶ Dimenhydrinat (Vomex A®): ½ Ampulle i.v. + ½ Ampulle ad inf. |
| Schwangerschaft | | 1. Trimenon / 2. Trimenon ✓ / 3. Trimenon (✓) |
| | | ✓      ✓      (✓) |
| | | strenge Indikationsstellung während der Schwangerschaft |
| Stillzeit | | im Notfall keine Einschränkung |
| Praxistipp | | Aufgrund des langsamen Anschlagens ist die atemdepressive Wirkung niedriger als bei anderen Opiaten. Nicht zugelassen, aber möglich ist die s.c. Gabe von Piritramid. |

# PREDNISOLON

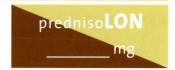

| | |
|---|---|
| Handelsname | Solu-Decortin®, Urbason® |
| Applikationsformen | 1 Durchstechflasche = 250 mg Prednisolon |
| Verdünnungsvorschlag | pur |
| Dosis | 250 mg i.v. |
| Pharmakodynamik | Wirkung: Hemmung von entzündlichen Prozessen, Membranstabilisierung |
| | Wirkeintritt: 30 min |
| | Wirkdauer: 3 h |
| | extrarenale Elimination (Q0): 75% |
| Indikationen | Asthmaanfall |
| | allergische Reaktion/Anaphylaxie |
| | COPD |
| | Larynxödem |
| | Pseudokrupp |
| Kontraindikation | Überempfindlichkeit gegen Glukokortikoide |
| Nebenwirkungen | **Hypotonie** |
| | ▶ Schocklage |
| | ▶ Volumensubstitution: 500 ml VE-Lösung |
| | ▶ Akrinor®: ½–1 Ampulle |
| | **Hyperglykämie** |

| | 1. Trimenon | 2. Trimenon | 3. Trimenon |
|---|---|---|---|
| Schwangerschaft | (✓) | (✓) | (✓) |
| | strenge Indikationsstellung während der Schwangerschaft | | |
| Stillzeit | im Notfall keine Einschränkung | | |
| Praxistipp | Aufgrund der langen Anschlagszeit sollte die Gabe von Prednisolon möglichst früh erfolgen. | | |

## RANITIDIN

> **Ranitidin**
> _____ mg/ml

| | | |
|---|---|---|
| Handelsname | | Ranibeta® |
| Applikationsformen | | 1 Amp. à 5 ml = 50 mg Ranitidin (10 mg/ml) |
| Verdünnungs-vorschlag | | pur |
| Dosis | ⬇ | 50 mg langsam i.v. über mindestens 2 min |
| Pharmakodynamik | | Wirkung: Blockade des $H_2$-Rezeptors |
| | | Wirkeintritt: 30–60 min |
| | | Wirkdauer: 6–8 h |
| | | extrarenale Elimination (Q0): 30% |
| Indikationen | ⬇ | allergische Reaktion |
| Kontraindikation | | keine |
| Nebenwirkungen | | **Kopfschmerzen, Müdigkeit, Schwindel** <br> **Unruhe, Verwirrtheit, Halluzinationen** |

| Schwangerschaft | 1. Trimenon | 2. Trimenon | 3. Trimenon |
|---|---|---|---|
| | ✓ | ✓ | ✓ |

| | |
|---|---|
| Stillzeit | im Notfall keine Einschränkung |
| Praxistipp | $H_2$-Blocker sollten nur in Kombination mit $H_1$-Blockern gegeben werden. Bei fehlender $H_1$-Blockierung kann es zu einer Überreaktion des Histamins am $H_1$-Rezeptor und somit zu einer Verstärkung der allergischen Reaktion kommen. |

# REPROTEROL

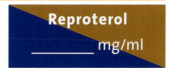

| | |
|---|---|
| Handelsname | Bronchospasmin® |
| Applikationsformen | 1 Amp. à 1 ml = 0,09 mg Reproterol (0,09 mg/ml) |
| Verdünnungsvorschlag | 0,09 mg Reproterol auf 9 ml: 0,01 mg/ml |
| Dosis | 0,09 mg i.v. titriert |
| Pharmakodynamik | Wirkung: $\beta_2$-Sympathomimetikum |
| | Wirkeintritt: 30–60 sec |
| | Wirkdauer: 4–6 h |
| | extrarenale Elimination (Q0): 100% |
| Indikationen | Asthmaanfall |
| | exazerbierte COPD |
| Kontraindikation | Tachykardie (HF > 140/min) |
| | frischer Herzinfarkt |
| Nebenwirkungen | Tachykardie, Arrhythmie |
| | Tremor, Unruhe, Herzklopfen |
| | Übelkeit, Schwitzen, Schwindel |
| | Hyperglykämie, Tokolyse |
| Schwangerschaft | 1. Trimenon ✓  2. Trimenon ✓  3. Trimenon ✓ |
| Stillzeit | im Notfall keine Einschränkung |
| Praxistipp | Reproterol findet besonders beim therapierefraktären Asthma/COPD Anwendung, wenn die Gabe von Salbutamol oder Ipratropiumbromid zu keiner Besserung der Dyspnoe führt. Während die Anwendung von vernebelten Bronchodilatatoren zur Behandlung der akuten schweren und lebensbedrohlichen Dyspnoe die erste Wahl darstellt, gibt es bisher keine eindeutigen Hinweise für den Vorteil einer Anwendung von i.v. Bronchodilatatoren. Reproterol ist wehenhemmend. |

# Salbutamol

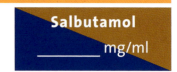

| | | |
|---|---|---|
| **Handelsname** | | Salbutamol® |
| **Applikationsformen** | | 1 Phiole à 2,5 ml = 1,25 mg Salbutamol |
| **Verdünnungsvorschlag** | | pur |
| **Dosis** | ≋ | 2–4 Phiolen (2,5–5 mg) per Verneblermaske |
| **Pharmakodynamik** | | Wirkung: inhalatives $\beta_2$-Sympathomimetikum |
| | | Wirkeintritt: 5–15 min |
| | | Wirkdauer: 3–4 h |
| | | extrarenale Elimination (Q0): 80% |
| **Indikationen** | ≋ | Asthmaanfall |
| | ≋ | exazerbierte COPD |
| **Kontraindikation** | | Tachykardie (HF > 140/min) |
| | | frischer Herzinfarkt |
| **Nebenwirkungen** | | Tachykardie, Arrhythmie |
| | | Tremor, Unruhe, Herzklopfen |
| | | Übelkeit, Schwitzen, Schwindel |
| | | Hyperglykämie, Tokolyse |

| **Schwangerschaft** | 1. Trimenon | 2. Trimenon | 3. Trimenon |
|---|---|---|---|
| | ✓ | ✓ | ✓ |

| | |
|---|---|
| **Stillzeit** | im Notfall keine Einschränkung |
| **Praxistipp** | Patienten mit bekanntem Asthma/COPD haben oftmals schon ihr eigenes Salbutamol ohne Symptombesserung eingenommen. Bei diesen Patienten sollte direkt zusätzlich zum Salbutamol auch Ipratropiumbromid vernebelt werden. Eine Wehenhemmung (Tokolyse) ist mit Salbutamol möglich (Off-Label-Use). |

# SAUERSTOFF

| | |
|---|---|
| Handelsname | Med. Sauerstoff |
| Applikationsformen | 1 Druckgasflasche à 2 l mit 200 bar = 400 l Sauerstoff |
| Verdünnungsvorschlag | pur |
| Dosis | je nach Bedarf 2–10 l/min nasal/oral; Ziel-$SpO_2$: 94–98% |
| Pharmakodynamik | Wirkung: Erhöhung der Sauerstoffsättigung |
| | Wirkeintritt: 30 sec – 1 min |
| | Wirkdauer: 2–4 min |
| | extrarenale Elimination (Q0): entfällt |
| Indikationen | Hypoxämie |
| | Präoxygenierung zur Narkoseeinleitung |
| Kontraindikation | $SpO_2$ > 94% |
| Nebenwirkungen | **periphere Vasokonstriktion ▶ Steigerung des MAD um 10 mmHg** |
| | Verminderte Auswurfleistung des Ventrikels |
| | Radikalenbildung |
| | Atelektasenbildung |
| Schwangerschaft | Für Sauerstoff existieren keine Daten zur Anwendung in der Schwangerschaft. |
| Stillzeit | Für Sauerstoff existieren keine Daten zur Anwendung in der Stillzeit. |
| Praxistipp | Sauerstoff sollte nur dann angewendet werden, wenn er auch wirklich benötigt wird. Ein Überangebot führt zu Zellschäden. |

# Anhang

# Abbildungsnachweis

Braunecker S, Danz M: Kap. 2 Abb. 1 (Vorlage); Kap. 4 Abb. 5.1 - 5.4

Bundesverband Ärztlicher Leiter Rettungsdienst: Kap. 1 Abb. 3

Dommel J (JUH): Kap. 1 Abb. 1, 2, 4

German Resuscitation Council: Kap. 3 Abb. 2

Klicker-pixelio.de: Kap. 4 Abb. 12

Knacke P: Kap. 4 Abb. 2, 3, 9

ÖRK, Hechenberger M: Kap. 4 Abb. 6

ÖRK, Hesz M: Kap. 4 Abb. 8

Schnelle R: Kap. 4 Abb. 4, 11

Schnitker S: Kap. 4 Abb. 10

Schwarz J (JUH): Kap. 4 Abb. 1, 5, 7

Wosczyna M: Kap. 2 Abb. 1 (grafischer Hintergrund), 2; Kap. 3 Abb. 11

## Autoren

Dr. med. Stefan Braunecker
Facharzt für Anästhesie, Intensiv- und
Notfallmedizin
Senior Clinical Fellow Critical Care
Department of Critical Care
King's College Hospital
Denmark Hill
London, SE5 9RS
United Kingdom

Dr. med. Matthias Danz
Facharzt für Anästhesie, Intensiv- und Notfall-
medizin, Ärztliches Qualitätsmanagement
Leitender Oberarzt
Evangelisches Krankenhaus Weyertal
Weyertal 76
50931 Köln

## Dank

*Wir möchten uns bei den vielen Menschen bedanken, die uns während der Arbeit an diesem Projekt inspiriert und unterstützt haben. Dazu zählen vor allem unsere Familien und Freunde, die auf uns während der Erstellung dieses Buches oftmals verzichten mussten, aber stets den notwendigen Freiraum ermöglichten.*

*Herzlichen Dank an unsere Partnerinnen Katja Rücker und Bianca Hagebeuker, die unsere nächtelangen Schreibphasen ertragen haben und die uns mit ihrem Feedback immer wieder auf die rechte Bahn gebracht haben.*

*Gleichzeitig möchten wir uns bei allen Kollegen und Mitarbeitern bedanken, die uns mit ihrem Wissen und ihren Erfahrungen bei der Erstellung dieses Buches unterstützt haben. Ein besonderer Dank gilt unseren Kollegen im Rettungsdienst der Stadt Köln, der Stadt Leverkusen sowie im Kreis Olpe und im Rhein-Erft-Kreis.*

# Index

## A

Acetaminophen 65
Acetylcholinrezeptoren 61
Acetylsalicylsäure (ASS) 42, 65, 104
Adrenalin 40, 47, 52, 54, 80, 105
Adrenalin (im Rahmen der Anaphylaxie) 51
Agonisten 38
Aktren® 117
Alkylphosphate 61
Amiodaron 40, 47, 106
Amtshaftung 24
Analgesie 64
Analgetika 64
Antagonisten 38, 54
Antibiotikatherapie 93
Antihistaminika 52, 97
APLS 96, 97
Applikationsarten 34
A-Problem 79
Ärztlicher Leiter Rettungsdienst 20
Arztvorbehalt 17
Aspiration 83
Aspirationsrisiko 81
Aspisol® 104
Atemgeräusch 96
Atropin 47, 61, 107
Atrovent® 119
Aufklärung 29

## B

Bayotensin® 128
Ben-u-ron® 129
Betäubungsmittel 26
Bioverfügbarkeit 33
Blutdosiskurve 33
Blutvolumen 95
Blutzuckerspiegel 57
B-Problem 84

Bronchodilatation 54
Bronchospasmin® 133
Buscopan® 86, 108
Butylscopolamin 64, 66, 108

## C

Clearance 36
Clemastin 52, 109
Clopidogrel 88
Cordarex® 106
Cortison 80
C-Problem 76

## D

Delegation 25
Diazepam 59, 110
Dimenhydrinat 111
Dimetinden 52, 112
Dipidolor® 130
Diuretika 85
Dormicum® 124
Dosiswirkungskurve 37
D-Problem 92
Drogen 62

## E

Elimination 35
Eliminationsfraktion, extrarenale 36
Enoxaparin 89
EpiPen® 52
(Es-)Ketamin 64, 119

## F

Fenistil® 112
Fentanyl® 64, 66, 83, 113
Fieberkrampf 95
First-pass-Effekt 33
Furosemid 44, 114

## G

G5 115
G40 115
Glukose 57, 95, 115
Glyceroltrinitrat 88
Glykokalix 93

## H

Haftung 22
Halbwertszeit 36
Heilkunde 15
Heilpraktikergesetz 25
Heparin 42, 89, 116
Herzerkrankung, hypertensive 85
Herzinfarkt 43
Herzinsuffizienz 44
Herzrhythmusstörungen 47
Histamin 52

## I

Ibuprofen 64, 117
Infarkt 42
InfektoKrup® 97
Infusionslösungen, kolloidale 51
Infusionslösungen, kristalloide 51
Ipratropiumbromid 54, 55, 118

## K

Ketamin 66, 67, 81, 83
Ketanest® 87, 119
Ketanest® S 119
Körperverletzung 82
Kortikosteroide 55
Krampfanfall 59
Kreislaufstillstand 40

## L

Lasix® 114
Letalitätskurve 37
Lidocain 120
Lorazepam 59, 121
Lungenerkrankungen 54

Lungenödem 44, 47
Lyse 89

## M

Magnesium 90
MCP® 123
Metamizol 64, 65, 86, 87, 122
Metoclopramid 123
Midazolam 59, 67, 81, 87, 91, 124
Morphin 42, 64, 66, 83, 87, 125
MSI® 125
Muskarinrezeptor 55, 66

## N

N-Acetyl-p-benzochinonimin (NAPQI) 65
Naloxon 61, 126
Narcanti® 126
Nierenfunktion 36
Nifedipin 93
Nitrate 42, 44, 49, 92, 127
Nitrendipin 49, 128
Nitrolingual® 127
Notfallsanitätergesetz 14
Notkompetenz 21
Notstand, rechtfertigender 18
Novalgin® 83, 122
Nurofen® 117

## O

Opiate 86
Opioide 65

## P

Paracetamol 64, 65, 129
Paspertin® 123
Perfalgan® 129
Perfusionsdruck, zerebraler 92
Pharmakodynamik 32
Pharmakokinetik 32
Piritramid 64, 66, 130
Prasugrel 89
Prednisolon 52, 54, 131

Pumpversagen 49
Pyramidenprozess 21

## Q

Q-Null-Wert 36
Quincke-Ödem 96

## R

Ranibeta® 132
Ranitidin 52, 132
Reanimation 16, 17, 40
Regelkompetenz 28
Reproterol 54, 91, 133
Resorption 35
Rezeptor 37

## S

Salbutamol® 54, 134
Sauerstoff 42, 44, 135
Sauerstoffgabe 82
Schadensersatz 23
Sepsis 93
Solu-Decortin® 131
Sorgfaltswidrigkeit 28
Steroide 52
Suprarenin® 105

## T

Tachykardie 49
Tavegil® 109
Tavor® 121
Theophyllin 91
therapeutische Breite 37
Ticagrelor 89

## U

Unversehrtheit, körperliche 16
Urapidil 92
Urbason® 131

## V

Valium® 110
Vasodilatation 52

Vernebelung 57
Verteilungsvolumen 35
Volumengabe 84
Vomex A® 111
Vorerkrankungen 81
Vorlast 44, 85
Vorlastsenkung 47

## W

Wasserlöslichkeit 35
Wirkungen, unerwünschte 37
Wirkungsdauer 36

## X

Xylocain® 120